Diana P. Castiglioni S.

# Avaliação do painel Ion AmpliSeq de pontos críticos do cancro

Diana P. Castiglioni S.

# Avaliação do painel Ion AmpliSeq de pontos críticos do cancro

**Imprint**

Any brand names and product names mentioned in this book are subject to trademark, brand or patent protection and are trademarks or registered trademarks of their respective holders. The use of brand names, product names, common names, trade names, product descriptions etc. even without a particular marking in this work is in no way to be construed to mean that such names may be regarded as unrestricted in respect of trademark and brand protection legislation and could thus be used by anyone.

Cover image: www.ingimage.com

This book is a translation from the original published under ISBN 978-620-2-30654-6.

Publisher:
Sciencia Scripts
is a trademark of
Dodo Books Indian Ocean Ltd. and OmniScriptum S.R.L publishing group

120 High Road, East Finchley, London, N2 9ED, United Kingdom
Str. Armeneasca 28/1, office 1, Chisinau MD-2012, Republic of Moldova, Europe
Printed at: see last page
**ISBN: 978-620-7-71273-1**

# Reconhecimento

Em primeiro lugar, gostaria de agradecer ao Professor Giuseppe Passarino pelo apoio indispensável que me deu ao longo deste percurso.

Gostaria de agradecer ao *Centro de Investigacion Medica Aplicata* da Universidade de Navarra por me ter dado a oportunidade de escrever a minha dissertação neste importante centro de investigação, e gostaria de agradecer à Dra. Ana Patino Garcia por me ter aceite como estudante de doutoramento no CIMA e por me ter supervisionado na redação da minha dissertação.

Gostaria de agradecer à Dra. Ruth Zarate pelo seu apoio constante ao longo de todo o trabalho. Gostaria também de agradecer a todo o pessoal do laboratório 1.05 do CIMA-LAB Diagnostics por me ter permitido realizar todo o trabalho num ambiente amigável, em particular: Ma. Carmen, Maite, Maitane, Merche y Maria Eugénia pela sua disponibilidade amável e constante.

Agradeço aos meus amigos que, de uma forma ou de outra, partilharam comigo todos estes anos de alegrias e sacrifícios. Em particular, agradeço à comunidade paraguaia pelo seu apoio moral e amizade; à Natalia e à Andrea, que sempre estiveram muito próximas de mim. Agradeço também à minha família em Espanha: Cristian, Griselda e a minha pequena estrela Niobe.

Um grande obrigado à Ida, Karolina, Maira, Barbie, Cristina, Soheil, Gaia, Giorgio, Radman, Priskila, Chiara, Caterina, Zaira, Angelamaria, Antonella, Padre António, Marta Helena, Maria, Azahar e Giovanna. Cada um deles deu um contributo único para fazer de mim a pessoa que sou hoje.

Gostaria de agradecer à minha família, especialmente aos meus pais: o pai Carmelo e a mãe Fulvia, por estarem sempre ao meu lado, pelo apoio que me deram e pela sua ajuda incondicional.

Por último, gostaria de agradecer do fundo do coração ao meu marido Jaime Segovia por ter estado sempre ao meu lado com amor. Obrigada por teres sempre acreditado em mim.

RESUMO

O Ion AmpliSeq™ Cancer Hotspot Panel é um tipo de "sequenciação de nova geração" concebido para a deteção altamente sensível de variantes identificadas em regiões de hotspot de 50 oncogenes e genes oncossupressores utilizando uma pequena quantidade de ADN de amostras fixadas em formalina e incluídas em parafina (FFPE). Este estudo visa demonstrar a importância de uma análise aprofundada e abrangente dos dados de mutações recorrentes em diferentes tipos de tumores sólidos, examinando os dados do painel Ion AmpliSeq™ Cancer Hotspot utilizando o *software Ion Reporter* e o *navegador IGVgenome*, bem como os recursos disponíveis com informações sobre anotações de genes humanos e o seu potencial papel como biomarcadores patogénicos e informações sobre o tratamento medicamentoso. Para o efeito, foram avaliadas dezassete amostras de doentes com diferentes tipos de tumores, seguindo um fluxo de trabalho preciso desde a preparação da amostra até à sequenciação, análise e interpretação de dados úteis para a tomada de decisões clínicas. Para facilitar a identificação das variantes descritas como "accionáveis" para os doentes em oncologia, foi desenvolvido um protocolo e um sistema de classificação que foi utilizado para filtrar, classificar e pontuar o impacto das variantes relevantes de diferentes amostras de tumores. Foram utilizadas três categorias para classificar as variantes de acordo com a sua relevância.

A análise dos dados mostrou que as mutações foram detectadas principalmente em TP53 e KRAS, como esperado para estes tipos de tumores sólidos. Em resumo, a tecnologia Ion Ampliseq permite uma melhor compreensão do processo e a identificação de padrões de mutação que conduzem à malignidade do tumor. Apesar da identificação de uma pequena proporção de mutações falso-positivas causadas por um *evento de erro de preparação*, este painel demonstrou ser adequado para identificar o perfil de mutação somática em genes específicos de interesse oncológico. Esta experiência mostra que este painel, concebido para a deteção de 50 genes, é útil para a avaliação de variantes em amostras FFPE, a fim de encontrar mutações relevantes que tenham impacto no tratamento dos doentes. A tecnologia NGS permitiria a deteção de características mutacionais que

servir de guia para o prognóstico, o tratamento e o desenvolvimento de novos medicamentos que possam intervir nas vias de sinalização que são cruciais para a sobrevivência das células cancerosas e, assim, melhorar o prognóstico dos doentes.

## RESUMO

O Ion AmpliSeq™ Cancer Hotspot Panel é uma tecnologia NGS que permite a deteção de mutações quantitativas e altamente sensíveis em regiões de hotspot de 50 oncogenes e genes supressores de tumores utilizando uma pequena quantidade de ADN de amostras FFPE. O objetivo desta investigação foi realçar a importância de uma análise de dados aprofundada e abrangente de mutações recorrentes em diferentes regiões de hotspot em diferentes tipos de tumores sólidos, examinando os dados do Ion AmpliSeq™ Cancer Hotspot Panel. A análise de dados foi realizada utilizando o software Ion Reporter e o navegador do genoma IGV, bem como os recursos disponíveis que fornecem informações sobre anotações de genes humanos e o seu potencial papel como biomarcadores patogénicos, bem como informações sobre o tratamento medicamentoso. Para o efeito, foram avaliadas dezassete amostras de doentes com diferentes tipos de tumores, seguindo um fluxo de trabalho preciso desde a preparação das amostras até à análise e interpretação dos dados para a tomada de decisões clínicas. Para facilitar a identificação de variantes relevantes para a gestão de doentes em oncologia, foi utilizado um protocolo e um sistema de classificação desenvolvidos para filtrar e classificar variantes relevantes de diferentes amostras de tumores e avaliar o seu impacto. Foram utilizadas três categorias para classificar as variantes de acordo com a sua capacidade de ação.

A análise dos dados mostrou que a maioria das mutações foi detectada em TP53 e KRAS, como esperado para este tipo de tumor sólido. Foram identificados falsos positivos no final de leituras curtas em determinadas regiões do painel.

Em resumo, a tecnologia Ion Ampliseq permite uma melhor compreensão dos processos e padrões que conduzem à malignidade dos tumores. Apesar da identificação de uma pequena proporção de mutações falso-positivas causadas por um evento de erro de preparação, este painel demonstrou ser adequado para a identificação de perfis de mutação de genes somáticos em oncologia. Este estudo demonstrou que o painel de 50 genes é útil para a avaliação de variantes de amostras FFPE, a fim de encontrar mutações accionáveis que tenham impacto na gestão dos doentes. A tecnologia NGS permitiria a identificação de assinaturas mutacionais que poderiam ser utilizadas para orientar o prognóstico, o tratamento e o desenvolvimento de novos medicamentos para interferir com vias de sinalização críticas para a sobrevivência das células tumorais, melhorando assim o prognóstico dos doentes.

- AQ: Aligned quality
- CCD: Charge-coupled device
- CMOS: metal-oxide semiconductor process
- CNV: Copy number variation
- COSMIC: Catalog of somatic mutations in cancer
- CRC: Colorectal carcinoma
- DP: Read depth
- EGFR: Epidermal growth factor receptor
- emPCR: Emulsion PCR
- FFPE: Formalin fixed paraffin- embedded
- GQ: Genotype quality
- GT: Genotype
- IGV: Integrative Genome Viewer
- ISP: Ion Sphere™ Particle
- IT-PGM: Ion Torrent Personal Genome Machine
- NGS: Next Generation Sequencing
- NSCLC: Non-small cell lung cancer
- QA: Quality assessment
- QC: Quality control
- SBS: Sequencing by synthesis
- SNV: Single Nucleotide Variant
- SVD: Somatic variant detector
- TCGA: The Cancer Genome Atlas
- VCF: Variant call format
- VF: Variant frequency
- WES: Whole exome sequencing
- WGS: Whole genome sequencing

# CAPÍTULO 1 INTRODUÇÃO

O cancro é uma doença genética com causas multifactoriais. O tratamento tradicional do cancro consiste em cirurgia, radioterapia e/ou quimioterapia citotóxica, mas hoje em dia a análise molecular está disponível para apoiar a terapia personalizada através do estudo de um único gene utilizado como preditor de resposta na medicina personalizada. Os avanços na compreensão da biologia subjacente mostraram que uma proporção significativa dos cancros depende de aberrações moleculares oncogénicas e de alterações dos genes supressores de tumores responsáveis pelo fenótipo maligno. Na terapêutica personalizada, as diferentes variações genéticas são combinadas com terapias direccionadas eficazes (1). Por exemplo, a presença de determinadas mutações no gene EGFR pode ser utilizada como um biomarcador preditivo positivo para o tratamento do cancro do pulmão. Os doentes com estas mutações do EGFR são mais sensíveis ao tratamento com inibidores da tirosina quinase (TKI) e beneficiam de uma resposta rápida do tumor (2).

Embora o trabalho com uma abordagem de gene único se tenha revelado muito útil, esta abordagem requer a análise em série de diferentes genes. Este processo é moroso e requer a utilização de uma grande quantidade de tecido tumoral. Dependendo do número de genes interrogados, o método de teste de um único gene pode até ser mais caro do que uma tecnologia que interroga diferentes regiões num único teste. Por estas razões, o desafio consistia em desenvolver uma nova tecnologia capaz de analisar diferentes regiões simultaneamente para detetar variações de sequência accionáveis (3).

A tecnologia de sequenciação de nova geração (NGS) foi aprovada pela Food and Drug Administration (FDA) em 2013 (4). Trata-se de uma técnica de sequenciação de alto rendimento que tornou possível elucidar as variações genéticas envolvidas no cancro. Muitas doenças comuns podem ser influenciadas por mutações invulgares e raras em muitos genes diferentes. A NGS é uma técnica que pode ser utilizada para identificar variantes causais em diferentes tipos de cancro. A maior vantagem desta tecnologia é a capacidade de analisar diferentes regiões num único teste.

A utilização de NGS no ambiente clínico pode ser dividida em três abordagens: Painéis de genes, Sequenciação do exoma completo (WES) e Sequenciação do genoma completo (WGS). O estudo aqui apresentado centra-se num painel de genes específico desenvolvido com os seguintes objectivos aplicações de diagnóstico e preditivas (5). O Ion Ampliseq Cancer Hotspot Panel é um painel robusto e simples adequado para amostras fixadas em formalina e incluídas em parafina (FFPE).

O Ion AmpliSeq™ Cancer Hotspot Panel v2 (ThermoFisher Scientific) é um painel de 50 genes que contém 207 pares de primers num único tubo e requer apenas 10 ng de ADN, permitindo aos investigadores sequenciar amostras difíceis, como tecido FFPE. Este painel foi desenvolvido para permitir que os investigadores translacionais acelerem a investigação em oncologia, investigando regiões de hotspot de 50 oncogenes e genes supressores de tumores, com uma cobertura abrangente dos genes KRAS, BRAF e EGFR, entre outros (6).

Esta plataforma é capaz de efetuar multiplexagem e sequenciação simultânea de várias amostras de doentes com pequenas quantidades de ADN e é específica e sensível a mutações variantes de nucleótido único. Trata-se de uma ferramenta importante que pode ajudar a captar o perfil mutacional que pode ser crítico para a interpretação de dados genómicos associados a respostas específicas ao tratamento.

É crucial que estas tecnologias sejam validadas e que a sua utilidade e benefícios sejam avaliados na prática, estabelecendo um quadro regulamentar adequado baseado no risco para garantir a qualidade dos testes desenvolvidos pelos próprios laboratórios clínicos.

Embora o NGS possa fornecer informações mais pormenorizadas através do rastreio alargado de um maior número de regiões, o verdadeiro desafio consiste em interpretar estes dados e associar as diferentes variações para criar um perfil pormenorizado destas aberrações nos tumores, melhorando a nossa compreensão da base genética da doença e auxiliando o diagnóstico e o prognóstico. A informação exaustiva sobre estas variações genéticas é também valiosa para a escolha de opções de tratamento adequadas, uma caraterística da terapia personalizada do cancro, que visa maximizar os benefícios terapêuticos e minimizar os riscos relacionados com o tratamento.

Trabalhar com painéis de genes concebidos para analisar simultaneamente a totalidade das regiões codificantes ou os pontos críticos de mutação de diferentes genes oferece aos investigadores e enfermeiros uma série de oportunidades e desafios na interpretação dos dados genéticos.

O presente estudo baseia-se na avaliação da utilidade clínica do Ion AmpliSeq™ Cancer Hotspot Panel no tratamento de doentes adultos com tumores sólidos em diferentes locais. Este estudo pretende demonstrar a importância de uma análise aprofundada e abrangente de mutações recorrentes em diferentes regiões de hotspot em vários tipos de tumores sólidos, examinando os dados do Ion AmpliSeq™ Cancer Hotspot Panel utilizando o navegador do genoma IGV e os recursos disponíveis, como o COSMIC e o

ClinVarthat, que fornecem informações sobre anotações de genes humanos e o seu potencial papel como biomarcadores patogénicos, bem como informações sobre o tratamento com medicamentos e ensaios clínicos experimentais.

Além disso, a PubMed e o Google Scholar são utilizados para encontrar publicações relevantes sobre variantes.

Neste estudo, são apresentados dois tipos de sistemas de classificação de variantes. O primeiro é apresentado para distinguir as variantes que afectam a patogenicidade e a segunda classificação baseia-se na sua potencial aplicação para o valor prognóstico, preditivo e terapêutico.

Nos últimos dez anos, a descoberta crescente de diferentes tipos de cancro levou à identificação de biomarcadores que apoiam o desenvolvimento de terapias orientadas.

O primeiro tratamento orientado baseado num biomarcador genético a ser aprovado pela FDA foi a determinação da amplificação do HER2neu no cancro da mama metastático. Os receptores de tirosina quinase são uma subclasse de receptores de superfície celular para factores de crescimento com atividade intrínseca de tirosina quinase dirigida pelo ligando. Regulam várias funções nas células normais e desempenham um papel crucial na oncogénese. Há vinte anos, foi elucidada a primeira estrutura primária de um recetor de tirosina quinase, o recetor do fator de crescimento epidérmico (EGFR). A caraterização da arquitetura molecular dos receptores de tirosina quinase e das principais funções destas proteínas e dos seus ligandos no desenvolvimento dos tumores abriu uma nova era na oncologia molecular e preparou o caminho para o desenvolvimento das primeiras terapêuticas específicas contra o cancro (7).

Além disso, os resultados dos ensaios de fase 1 e de fase 2 levaram à aprovação do imatinib (Glivec) pela FDA em 2001 para o tratamento da leucemia mieloide crónica (LMC) avançada após falha da terapêutica com IFN (8).

Ao longo do tempo, têm sido desenvolvidas e aprovadas cada vez mais terapêuticas direccionadas, o que resultou no desenvolvimento de um grande número de biomarcadores e estudos de investigação. Uma lista completa das terapias direccionadas aprovadas pode ser consultada em: http://www.fda.gov/drugs/scienceresearch/researchareas/pharmacogenetics/ucm083 378.htm

Embora isto represente um avanço notável na investigação do cancro, um dos principais problemas é o diferente perfil de mutação do tumor, que é a causa da diferente resposta dos doentes ao mesmo tratamento.

Assim, os investigadores concentraram-se inicialmente na deteção de várias mutações, a fim de encontrar biomarcadores precisos que pudessem conduzir a um diagnóstico molecular eficaz e, posteriormente, ao desenvolvimento de novos medicamentos para uma medicina verdadeiramente personalizada.

### 1.1. Mutações genéticas relacionadas com o cancro

A caraterização sistemática das mutações somáticas no cancro é essencial para compreender a doença e desenvolver terapêuticas específicas. As mutações ocorrem com relativa frequência e os sistemas de vigilância do corpo humano são normalmente capazes de corrigir a maior parte delas. Dependendo do ponto do gene em que ocorre a alteração, uma mutação pode ser benéfica (apenas), prejudicial ou silenciosa. Por conseguinte, é pouco provável que uma mutação, por si só, conduza ao cancro. Normalmente, são necessárias várias mutações ao longo de um período de tempo para causar cancro. Esta é uma das razões pelas quais o cancro é mais frequente em pessoas mais velhas, que tiveram mais oportunidades de formar mutações.

As mutações podem ser classificadas da seguinte forma:

**As *mutações somáticas ocorrem*** esporadicamente durante a replicação celular ou como resultado de factores ambientais ou eventos estocásticos e não são herdadas.

**As *mutações germinativas*** podem ser transmitidas de uma geração para a outra e conduzem frequentemente a uma segregação familiar do cancro. É provável que os factores ambientais, como a alimentação e o estilo de vida, também tenham uma forte influência no risco.

### 1.2. Tipos de genes do cancro

**Os *oncogenes codificam*** proteínas que controlam a proliferação celular, a morte celular ou ambas, e podem contribuir para a tumorigénese ao promover um comportamento e uma replicação celulares inadequados, mesmo que apenas um alelo esteja mutado. Os oncogenes transformam uma célula saudável numa célula cancerígena. As mutações nestes genes não são normalmente herdadas. Dois oncogenes normalmente envolvidos no cancro humano são: HER2, uma proteína especial que controla o crescimento e a propagação do cancro e que se encontra alterada em alguns cancros, como o cancro da mama e do ovário. A família de genes RAS, que codifica as proteínas envolvidas nas vias de comunicação celular, no crescimento e na morte celular.

**Os *genes supressores de tumores*** codificam proteínas que desempenham um papel importante na morte celular, na senescência celular e nas vias de sinalização, inibindo o crescimento dos tumores e contrariando os oncogenes mutados. Os genes supressores de tumores são genes protectores. Normalmente, limitam o crescimento celular, monitorizando a rapidez com que as células se dividem, reparando o ADN e controlando a morte celular. TP53 e RBI são exemplos de genes supressores de tumores.

**Os *genes de reparação do ADN*** "*reparam* quaisquer erros que ocorram durante a replicação do ADN". Se um tumor tiver mutações nos genes de reparação do ADN, estes erros não são corrigidos e podem transformar-se em mutações que podem eventualmente levar ao cancro. Isto é particularmente verdade se a mutação ocorrer num gene supressor de tumores ou num oncogene. Os genes de reparação de erros asseguram a estabilidade do ADN através da reparação de bases nucleotídicas incorretamente emparelhadas.

O gene mais frequentemente mutado no cancro humano é o TP53. Mais de 50 % de todos os cancros envolvem um gene TP53 em falta ou danificado. A maioria das mutações do gene TP53 são adquiridas, enquanto as mutações do TP53 na linha germinal são raras e são responsáveis pela síndrome de Li-Fraumeni.

Apesar de todos os conhecimentos sobre os diferentes modos de ação dos genes do cancro, muitos tipos de cancro não podem ser associados a um gene específico. É provável que várias mutações genéticas estejam envolvidas no desenvolvimento do cancro. Há também algumas provas de que os genes interagem com o ambiente, o que complica ainda mais o panorama genético do cancro.

Existem outras alterações, como as alterações na metilação do ADN, que levam a um aumento ou supressão da expressão genética, bem como a ocorrência de quantidades aumentadas de microRNA (miRNA), que são capazes de se ligar a determinadas moléculas de ARN mensageiro (ARNm), o que influencia a expressão genética.

### 1.3. Biomarcadores de prognóstico e preditivos

Estas mutações genéticas podem ser utilizadas como biomarcadores e podem ser classificadas como biomarcadores de prognóstico e/ou preditivos.

***Biomarcadores de prognóstico***: O objetivo da utilização de biomarcadores de prognóstico, que fornecem informações sobre a evolução geral do cancro nos doentes, é facilitar o diagnóstico do cancro.

***Os biomarcadores preditivos*** ajudam a otimizar as decisões de tratamento, uma vez que fornecem informações sobre a probabilidade de resposta ou toxicidade a um determinado tratamento antitumoral.

Os biomarcadores para oncologia personalizada são utilizados principalmente para o prognóstico molecular da leucemia mieloide crónica, do cancro colorrectal, da mama e do pulmão e, mais recentemente, do melanoma. São utilizados com êxito para avaliar o benefício que pode ser obtido com a terapia orientada ou para avaliar os efeitos tóxicos do tratamento antitumoral (9).

Por exemplo, a eficácia das terapias medicamentosas (anticorpos monoclonais anti-EGFR) em doentes com cancro colorrectal metastático depende da presença de uma mutação KRAS ou NRAS nos códons 12, 13, 58, 59, 61, 117 e 146.

### 1.4. Gestão de amostras FFPE para análise molecular

A gestão de amostras para análise molecular está associada a três grandes desafios:

1.   Pequena quantidade: principalmente as amostras obtidas a partir de aspirados por agulha fina.

2.   Baixa qualidade: Trata-se normalmente de ADN proveniente de tecido FFPE, em que o processo de inclusão pode levar à formação de ligações cruzadas do ADN,

dificultando a análise genética devido a transições C>T. A alteração de bases do A/Care causada pela desaminação dessas bases em amostras FFPE. Esta alteração pode alterar e complicar os resultados da sequenciação dos painéis de genes (10).

3. Heterogeneidade: Em muitas amostras existe um elevado grau de heterogeneidade, o que significa que as células tumorais da amostra estão misturadas com células normais. Além disso, nem todas as células tumorais contêm as mesmas mutações. Por todas estas razões, a sensibilidade pode ser reduzida em alguns casos (10).

Por conseguinte, os painéis de genes NGS são excelentes ferramentas para a investigação e análise do cancro, uma vez que permitem a análise simultânea de múltiplos genes em cada doente. Os actuais painéis de genes do cancro variam em termos de conteúdo, desde apenas alguns genes até painéis maiores com mais de uma centena de genes.

### 1.5. Sequenciação de nova geração

Isto implica a sequenciação paralela maciça de milhões de leituras. Até à data, a sequenciação Sanger tem sido a tecnologia de sequenciação mais importante para a análise molecular no prognóstico clínico e na previsão da resposta a tratamentos personalizados. A sequenciação automatizada de Sanger baseada na eletroforese capilar é referida como sequenciação de primeira geração. Alguns anos mais tarde, foi desenvolvido um novo método de sequenciação baseado na tecnologia de sequenciação maciçamente paralela, mais conhecida como sequenciação de nova geração (NGS). Este método é conhecido como tecnologia de sequenciação de segunda geração. Existem diferentes abordagens para sequenciar diferentes tipos de amostras em função das necessidades clínicas, por exemplo, sequenciação do genoma completo, sequenciação do exoma completo e painéis de doenças. Esta informação genética pode ser recolhida em conjunto com todos os registos médicos para determinar com maior precisão a predisposição para o cancro.

Existem quatro abordagens principais para a utilização de sistemas NGS. A primeira técnica de sequenciação é a sequenciação por síntese (SBS), na qual são utilizados nucleótidos modificados. Cada uma destas bases é ligada a um corante fluorescente clivável e a um grupo de bloqueio amovível. Durante o processo de sequenciação, uma base de cada vez é incorporada na sequência ascendente de acordo com a referência, libertando um sinal fluorescente específico da base que é detetado por um dispositivo de carga acoplada (CCD). A segunda abordagem é a pirosequenciação que, em vez de utilizar dideoxinucleótidos para terminar a amplificação em cadeia, se baseia na deteção do pirofosfato libertado durante a incorporação dos nucleótidos. A terceira abordagem é a sequenciação por oligoligação (Sequencing by Oligo-Ligation) da Thermo Fisher

Scientific, em que a polimerase do ADN é substituída por sondas de oligonucleótidos. (11) A quarta abordagem é a sequenciação baseada em semicondutores iónicos, que é semelhante à pirosequenciação, mas mede a libertação de protões em vez de pirofosfatos. Os dados utilizados no presente estudo provêm desta última abordagem, pelo que a secção seguinte descreve os princípios básicos do método de sequenciação com semicondutores.

### 1.5.1. Sequenciação baseada em semicondutores para o diagnóstico do cancro

Neste método de sequenciação, é utilizado um chip semicondutor para sequenciar o ADN. Em função dos requisitos específicos da experiência, podem ser seleccionados três tipos de pastilhas para a execução: 314, 316 ou 318 (Quadro 1).

|  |  | Ion 314™ Chip v2 | Ion 316™ Chip v2 | Ion 318™ Chip v2 |
|---|---|---|---|---|
| Output | 200 bp read | 30-50 Mb | 300-500 Mb | 600 Mb -1Gb |
|  | 400 bp read | 60-100 Mb | 600 Mb -1Gb | 1.2-2 Gb |
| Run time |  | 2.3 – 3.7 hr | 3.0 -4.9 hr | 4.4 – 7.3 hr |
| Reads |  | 400-550 thousand | 2-3 million | 4.5-5 million |

Quadro 1: Pastilha de iões PGM™. Esta tabela descreve as várias características dos chips de iões 314, 316 e 318.

O chip funciona como uma matriz de biossensores constituída por várias micropoços. No fundo de cada micropoço do chip, é utilizado um grânulo de suporte para depositar uma população amplificada específica de fragmentos de ADN a sequenciar. O processo de sequenciação inicia-se em cada micropoço. Este método baseia-se na deteção de um ião de hidrogénio que é libertado durante a formação das ligações fosfodiéster quando o nucleótido correspondente é incorporado pela polimerase durante a síntese da cadeia complementar. A formação da ligação diéster 3'-5' liberta um ião de hidrogénio e produz uma alteração local do pH (Figura 1). O dispositivo utiliza um transístor sensível a iões para detetar a alteração do pH num sequenciador de semicondutores. A alteração da concentração de iões de hidrogénio é detectada e registada como uma alteração de tensão, convertendo o sinal químico num sinal digital. Se houver duas bases idênticas na sequência, a tensão gerada é duplicada. Se, pelo contrário, for adicionado um nucleótido incorreto neste ponto da cadeia, a tensão não se altera (13). Logo que os dados são obtidos, são automaticamente transferidos para um servidor especialmente desenvolvido para o efeito, que é responsável pela chamada de bases e pelo processamento dos dados.

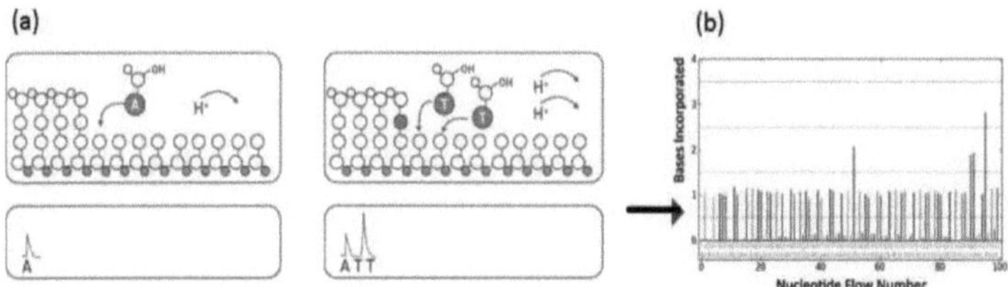

**Figura 1**: Visão geral da sequenciação baseada em semicondutores. (a) Neste exemplo, é gerada uma alteração local do pH quando uma adenina é incorporada. Esta alteração de tensão é convertida num sinal digital. Após a incorporação de um dímero de timina, a tensão gerada é duas vezes superior. (b) Ionograma que mostra a sequência de nucleótidos de uma única leitura. O eixo X mostra o número de fluxo e o eixo Y a intensidade do sinal de tensão processado.

## **2.1. Parte I. Fluxo de trabalho de preparação de amostras**

Utilizámos o Ion AmpliSeq™ Cancer Hotspot Panel v2 da Thermo Fisher Scientific. Esta plataforma analisa as regiões de hotspot de 50 oncogenes e genes supressores de tumores com uma ampla cobertura dos genes KRAS, BRAF e EGFR. Este painel contém 207 pares de primers num único tubo e requer apenas uma quantidade mínima de ADN, permitindo aos investigadores sequenciar até amostras difíceis, como tecido FFPE. Baseia-se no rastreio de genes frequentemente mutados no cancro, os chamados "hotspots". O fluxo de trabalho pode ser dividido em quatro etapas: Preparação da biblioteca, preparação do modelo, sequenciação e análise de dados. Este estudo centrar-se-á na última etapa, que é efectuada utilizando ferramentas de bioinformática. No entanto, é importante referir que cada etapa é essencial e que é importante compreender o fluxo de trabalho essencial, uma vez que cada etapa pode afetar os resultados finais.

### 2.1.1. Extração e quantificação de ADN

O Maxwell® 16 FFPE Tissue LEV DNA Purification Kit é utilizado para a extração de ADN de amostras fixadas em formalina e incluídas em parafina (FFPE) fornecidas pelo Departamento de Patologia da *Clinica Universidad de Navarra*. Foram analisadas amostras de tumores sólidos de 17 doentes. No entanto, a qualidade do ADN pode variar em função do método de extração e do tipo de material tecidular. A tecnologia Qubit determina a qualidade e a quantidade de ADN de cada amostra com base na deteção de fluorescência de dsDNA específica do alvo. A avaliação da qualidade do ADN é essencial para o processo de NGS a jusante. Dependendo da medição do qubit, são processados entre 10 e 50 ng de ADN num volume de 6 uL para construir a biblioteca de ADN com base nas instruções da etapa seguinte.

### 2.1.2. Preparação da biblioteca

A biblioteca de ADN é criada utilizando a tecnologia Ion Ampliseq™ Library Preparation, que utiliza centenas de primers num único tubo que são armazenados juntamente com o ADN de entrada no uma placa PCR de 96 poços. A placa é então carregada no termociclador e a corrida começa.

A amostra é amplificada por PCR utilizando os pools de iniciadores para o cancro Ion AmpliSeq pré-misturados e a mistura principal Ion AmpliSeq HiFi (kit Ion AmpliSeq versão 2.0). As sequências de iniciadores foram especificamente concebidas para os kits Ion AmpliSeq e continham modificações químicas que podem ser digeridas após a PCR. Em resultado da amplificação maciça por PCR multiplex, foram geradas 190 regiões de 50 genes relevantes para o cancro (Quadro 2).

| Ion AmpliseqTM Cancer Hotspot panel v2 targets 50 genes | | | | |
|---|---|---|---|---|
| ABL1 | EGFR | GNAS | KRAS | PTPN11 |
| AKT1 | ERBB2 | GNAQ | MET | RB1 |
| ALK | ERBB4 | HNF1A | MLH1 | RET |
| APC | EZH2 | HRAS | MPL | SMAD4 |
| ATM | FBXW7 | IDH1 | NOTCH1 | SMARCB1 |
| BRAF | FGFR1 | JAK2 | NPM1 | SMO |
| CDH1 | FGFR2 | JAK3 | NRAS | SRC |
| CDKN2A | FGFR3 | IDH2 | PDGFRA | STK11 |
| CSF1R | FLT3 | KDR | PIK3CA | TP53 |
| CTNNB1 | GNA11 | KIT | PTEN | VHL |

**Quadro 2:** O Ion AmpliseqTM Cancer Hotspot Panel v2 visa 50 genes (Thermo Fisher Scientific)

Imediatamente a seguir, o ADN de entrada e os primers são removidos da reação para purificar os amplicões. O passo seguinte é a fosforilação dos amplicões. Uma vez concluída a fosforilação, são adicionados adaptadores a ambas as extremidades para criar a biblioteca com código de barras. Após a ligação, os amplicões são submetidos a uma tradução por "nick" e a uma amplificação adicional da biblioteca por PCR para completar a ligação entre os adaptadores e os amplicões (Figura 2).

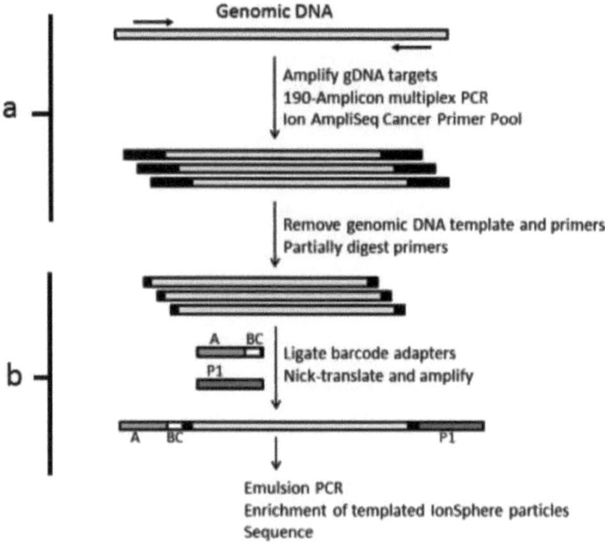


**Figura 2:** Descrição da preparação da biblioteca. Adaptado de *Beatling et al (14).*

### 2.1.3. Preparação do modelo

A biblioteca é produzida através da geração de fragmentos de ADN que são flanqueados pelos adaptadores. Para a preparação de modelos, estes fragmentos são amplificados clonalmente por PCR em emulsão (emPCR) em esferas especialmente concebidas, denominadas esferas iónicas. O OneTouch ES™ Emulsion PCR System é um instrumento automatizado que utiliza a biblioteca de ADN em fase aquosa como entrada, utiliza uma passagem de membrana para criar uma emulsão da fase aquosa em óleo e efectua PCR termocíclica in *situ*. O processo é concluído com a remoção das esferas. As pérolas limpas resultantes foram submetidas a PCR em emulsão, mas requerem um enriquecimento adicional para selecionar pérolas com uma carga de modelo elevada. O dispositivo One Touch ES™ efectua a seleção das esferas de modelo. Este dispositivo utiliza como entrada o pool de beads não enriquecidas. Este processo consiste numa reação de hibridação contra uma fase de solução biotinilada que se liga aos adaptadores presentes apenas nas esferas ocupadas pelos fragmentos correctos da biblioteca flanqueados por adaptadores. Em seguida, as esferas marcadas com biotina são ligadas a esferas magnéticas de captura de estreptavidina, que são depois magneticamente recolhidas, lavadas e eluídas para libertar as esferas de modelo de sequenciação final.

### 2.1.4. Efetuar a sequenciação

A reação de sequenciação é realizada pela Ion Torrent Personal Genome Machine (Ion PGM). Para o efeito, é utilizado um chip semicondutor constituído por centenas de micropoços. As partículas Ion Sphere™ revestidas com o modelo são depositadas nos poços do chip. O chip é carregado no Ion PGM™, que é responsável pela sequenciação baseada em semicondutores. O processo de sequenciação começa com a adição de um nucleótido de cada vez. Se o primeiro nucleótido for complementar à sequência da cadeia de ADN modelo num determinado micropoço, este nucleótido é incorporado e é libertado um protão. Se, por outro lado, não for o nucleótido correspondente, não se forma qualquer ligação e não é libertado qualquer ião de hidrogénio. Cada vez que um ião de hidrogénio é libertado, é medido como uma alteração de tensão, que é registada e convertida num sinal digital que indica o nucleótido específico que foi incorporado. A sequência de ADN é determinada com base no sinal libertado.

### 2.1.5. Análise de dados

Durante o processo de sequenciação com o Sequenciador Ion PGM™, os dados são automaticamente transferidos para o servidor Ion Torrent™, onde é efectuado o mapeamento e a marcação de bases. Esta informação pode ser carregada e a análise começa enquanto a sequenciação está em curso. O Ion Reporter™ Server melhora o processamento de amostras e automatiza a transferência de dados para apoiar a análise de dados primários e secundários para obter variantes relevantes para aplicações clínicas.

Para obter estas variantes, a análise secundária é efectuada com o **software Torrent Suite™**. Este software monitoriza a sequência em tempo real, a chamada de bases, a análise de CQ e verifica alguns parâmetros de execução importantes, como o carregamento do chip, o número de leituras, o comprimento das leituras e a qualidade do alinhamento, a cobertura média e a precisão bruta média. Além disso, o Torrent Suite também pode analisar os dados preliminares antes de a execução estar concluída. ™Estes parâmetros preliminares incluem a carga de esferas, a densidade de partículas de esferas de iões (ISP) e o sinal-chave emitido. O software Torrent Suite™ inclui o plug-in Torrent variant caller, que chama variantes SNP e indel por referência. Para a identificação de mutações somáticas a partir de amostras FFPE, é importante considerar todos estes parâmetros para reconhecer variantes de baixa abundância por comparação com regiões de hotspot predefinidas na sequência de referência.

Os dados fluem do Torrent Suite™ para o software Ion Reporter™, que efectua a análise de dados subsequente. O principal objetivo do Ion Reporter é recuperar variantes de interesse. Para o efeito, é apoiado por bases de dados fiáveis que contêm anotações públicas. Além disso, possui uma interface de filtragem interactiva que facilita a eliminação de variantes irrelevantes. Este processo de filtragem baseia-se em parâmetros padrão e consensuais, como o valor p, a cobertura e a frequência. Desta forma, a informação pode ser reduzida a um pequeno número de variantes relevantes. No final da análise, o software Ion Reporter™ gera um relatório que contém todas as informações por execução, incluindo estatísticas e métricas de qualidade, que podem ser utilizadas para análises posteriores.

No entanto, estes dados têm de ser analisados com mais pormenor para evitar falsos positivos. Foi desenvolvido um software de terceiros, conhecido como Integrative Genome Viewer (IGV), para melhorar a análise dos dados, verificando os alinhamentos e reconhecendo as variantes.

A secção seguinte descreve o método utilizado para analisar os dados das 17 amostras FFPE.

## 2.2. **Parte II Pipeline para análise de dados**

O presente estudo centra-se na análise dos dados obtidos com o Ion PGM™. Um elaborado pipeline de análise traduz os dados brutos de sequenciação em variantes clínicas significativas. A Figura 3 ilustra o processo de uma análise primária, secundária e terciária para identificar variantes relevantes.

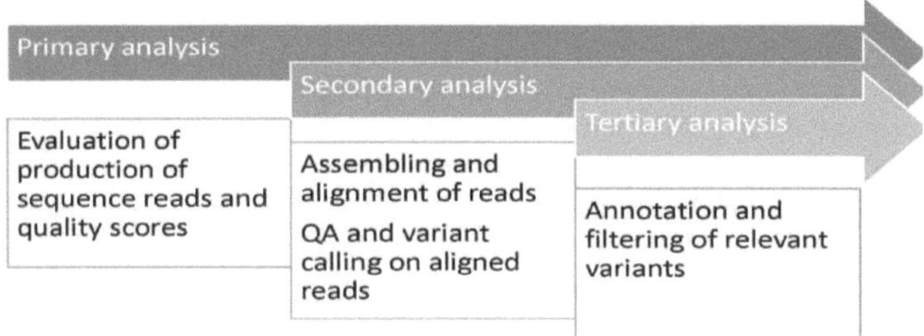


Fluxo de análise de dados primários, secundários e terciários para obter variantes relevantes.

A análise primária é uma análise de passagem que é responsável pela avaliação das leituras geradas e pela avaliação inicial da qualidade (QA) da sequência executada a partir do sequenciador. Na análise secundária, a sequência obtida na análise primária é alinhada com uma referência humana. A garantia de qualidade, a filtragem, a montagem e o alinhamento de leituras, bem como a identificação de variantes, fazem parte da análise secundária do pipeline. A análise terciária baseia-se na anotação e filtragem de variantes relevantes pelo Ion Reporter. Este software é suportado por bases de dados fiáveis, tais como dbSNP, UCSC, DGV, COSMIC, 5000Exomes, ClinVar e OMIM. O software de terceiros pode complementar a análise e ajudar a eliminar os falsos positivos e as variantes irrelevantes. Nesta parte, os formatos de ficheiro de dados

$$Q_{phred} = -10 \times \log_{10} P \text{ (error)}$$

caracterizados são ficheiros bam e bam.bai, que são visualizados e analisados em profundidade com o IGV para avaliar o Ion AmpliSeq™ Cancer Hotspot Panel processado. O IGV é um visualizador que melhora a análise de dados, verificando a identificação de variantes e identificando novas mutações. A identificação de bases é o primeiro passo para identificar variantes de interesse. Os modelos estatísticos suportam a análise das informações provenientes do sequenciador para determinar a ordem dos nucleótidos para cada leitura e fornecem uma medida da confiança de cada identificação de bases. Este passo é efectuado pela plataforma de sequenciação. A pontuação de qualidade Phred estima a probabilidade de erro da chamada de base utilizando a seguinte fórmulaUma leitura com uma pontuação de qualidade inferior a 10 é rejeitada. Os dados gerados são registados num ficheiro FASTQ, um ficheiro plano no qual são armazenadas a sequência de nucleótidos e as respectivas pontuações de qualidade. A qualidade de uma única base abaixo de um determinado limiar é filtrada. Uma vez que a probabilidade de erros aumenta com o aumento do comprimento das leituras, é frequentemente efectuado um corte de leituras para aumentar o número de leituras atribuíveis, removendo as bases no final da leitura que possam conter erros de sequenciação. Estas leituras podem conter SNPs ou indels que podem afetar o rendimento. Esta é uma questão importante, uma vez que os erros no alinhamento podem levar a uma interpretação incorrecta dos dados. Neste estudo, as leituras foram alinhadas com a versão hg19 do genoma humano. Os dados armazenados no ficheiro bed contêm as informações de coordenadas para cada pista.

Quando o processo de alinhamento estiver concluído, os resultados são guardados no formato SAM para o alinhamento de sequências. O formato SAM armazena informações sobre cada leitura de alinhamento, nomeadamente a posição na referência, o alinhamento da leitura e a qualidade do alinhamento. O formato BAM, a versão binária do SAM, armazena o resultado do alinhamento. O ficheiro BAM armazena dados de alinhamento de sequências que contêm informações sobre leituras não alinhadas e alinhadas (Quadro 3a) e os dados de variantes relevantes são armazenados no formato VCF. O formato VCF armazena informações sobre cada candidato SNP identificado, tais como a posição cromossómica, a base de referência e a base alternativa identificada, bem como o valor de qualidade das chamadas SNP. Os três formatos de ficheiro que são importantes para a análise de dados são descritos na tabela abaixo.

**Mesa. 3a**. As propriedades dos formatos FastQ, Bam e VCF.

| Type of Format | Description | Consideration |
|---|---|---|
| FastQ | Fast data file, which is composed a series of read sequences compressed in a fg.gz file format. It contains three components per read. **Sequence identifier** that is a signature to identify every read. It allows the identification of where a read is aligned to the genome. This sequence is created by the sequencer. **Sequence bases**, correspond to the four nucleotide sequences. **Base quality scores**, is a series of symbols or characters that encodes a series of numeric values that stablish the confidence in each of these bases. Each symbol is translated into numbers. | - Pay attention to the sequence identifier aligned in multiple regions of the reference since these multi-alignments can interfere on the results. This indicates that this read has aligned to multiple sites in the genome.<br>- For the secondary analysis, two files need to be passed in tandem, one for the forward and other for the reverse sequence. |
| BAM | It is the binary and compressed version of SAM. It contains all the information about the aligned data. | It allows the visualization of specific regions with IGV but with limited resolution. |
| VCF | It is the variant call format that is compressed and indexed with bg zip/tabix. It contains information of the variants, quality information, location, the ID, the reference, the alternative allele, p-value | Can be exported in an excel file to allow a downstream analysis. |

Para uma análise mais aprofundada e interpretação de dados biológicos, a chamada de variante é exportada em formato VCF para um ficheiro Excel. Este contém todas as informações sobre a variante, como a referência, a posição, o valor p, o rácio de alelos e o tipo de mutação. Além disso, esta tabela mostra algumas informações específicas associadas a diferentes fontes. A Tabela 3b abaixo mostra um exemplo de um ficheiro Excel com um conjunto de variantes para um único doente.

| #locus | ref | genotype | coverage | allele_cover | maf | gene | transcript | location | function | codon | coding |
|---|---|---|---|---|---|---|---|---|---|---|---|
| chr10:43613 | G | T/T | 1996 | 0,1996 | 0.277 | RET | NM_020975.4 | exonic | synonymous | CTT | c.2307G>T |
| chr10:43615 | C | G/G | 1935 | 0,1935 | 0.16 | RET | NM_020975.4 | exonic | synonymous | TCG | c.2712C>G |
| chr13:286101 | A | G/G | 1997 | 0,1997 | 0.381 | FLT3 | NM_004119.2 | intronic | | | |
| chr17:75794 | CGG | CGG/CGC | 1948 | 646,1092,210 | 0 | TP53 | NM_000546.5 | exonic | missense | CGC | c.215C>G |
| chr2:2091131 | G | G/A | 1999 | 996,1003 | 0.049 | IDH1 | NM_005896.3 | exonic | synonymous | GGT | c.315C>T |
| chr2:212812 | T | T/C | 1955 | 745,121 | 0.329 | ERBB4 | NM_005235.2 | intronic | | | |
| chr22:24134 | C | C/A | 1474 | 1403,71 | | SMARCB1 | NM_003073.3 | exonic | missense | AAA | c.215C>A |
| chr22:24176 | G | G/A | 1956 | 923,1033 | 0.11 | SMARCB1|D | NM_003073.3|NM_001135751.1 | intronic|dov | | | | |
| chr3:101838 | C | C/A | 1999 | 1936,63 | | VHL | NM_000551.3 | exonic | synonymous | CGA | c.321C>A |
| chr3:178917 | A | A/G | 1231 | 618,613 | 0.217 | PIK3CA | NM_006218.2 | intronic | | | |
| chr3:1789274 | A | A/G | 2000 | 870,113 | 0.073 | PIK3CA | NM_006218.2 | exonic | missense | ATG | c.1173A>G |
| chr4:180789 | G | A/A | 1629 | 0,1629 | 0.042 | FGFR3 | NM_001163213.1 | exonic | synonymous | ACA | c.1959G>A |
| chr4:551410 | AGCCCAGAT | AGCCCGGAT | 1939 | 1939 | 0.037 | PDGFRA | NM_006206.4 | exonic | synonymous | CCG | c.1701A>G |
| chr4:559625 | T | TG/TG | 1978 | 0,1978 | 0.256 | KDR | NM_002253.2 | intronic | | | |
| chr4:559729 | T | A/A | 1995 | 0,1995 | 0.235 | KDR | NM_002253.2 | exonic | missense | CAT | c.1416A>T |
| chr5:149433 | TG | GA/GA | 1332 | 0,1332 | 0.294:0.27 | HMGXB3|CS | NM_014983.2|NM_005211.3 | downstream | | | | |
| chr7:552490 | G | G/A | 1238 | 637,601 | 0.418 | EGFR|EGFR- | NM_005228.3|NR_047551.1 | exonic|exon | synonymous | CAA| | c.2361G>A| |

**Figura 3b.** Exemplo de uma lista de variantes de um único doente num ficheiro Excel

Como mencionado acima, os dados de sequência e anotação são guardados em ficheiros BAM ou VCF. O passo seguinte consiste em visualizar os alinh

amentos com o IGV. Esta ferramenta permite centrar-se numa região específica.

### 2.2.1. IGV, Visualizador Integrado do Genoma

Trata-se de uma aplicação de ambiente de trabalho para a exploração visual interactiva de conjuntos de dados genómicos integrados que podem ser descarregados a partir de www.broadinstitute.org/igv. Este navegador baseia-se na linguagem de programação Java e foi concebido para suportar uma vasta gama de dados NGS. A interface é dinâmica e muito intuitiva, uma vez que este navegador gera imagens pré-calculadas que apresentam diferentes regiões dos cromossomas em diferentes níveis de zoom ou mosaicos. O primeiro mosaico dá uma visão geral do cromossoma. Os níveis de zoom subsequentes são gradualmente aumentados para criar uma imagem mais pormenorizada. Assim, é possível mover-se através do genoma e através de diferentes níveis de zoom simultaneamente, facilitando a exploração e visualização de variantes, mas com uma gama limitada de escalas de resolução. Esta série de imagens pré-calculadas torna este software adequado e rápido para a análise de alinhamentos de sequências no formato de índice de ficheiros BAM. Neste caso, facilita a visualização das diferentes regiões de hotspot estudadas neste painel, uma vez que é possível saltar de um cromossoma para outro e fazer zoom na região de interesse. A figura 4 ilustra as três regiões da janela. A primeira mostra o genoma, que pode ser ampliado com diferentes níveis de resolução. A segunda região mostra as pistas alinhadas com a referência e a terceira região mostra o genoma de referência.

#### 2.2.1.1.  Janela principal do IGV

O IGV possui uma interface interactiva que facilita a análise dos dados. A janela principal é composta por vários elementos.

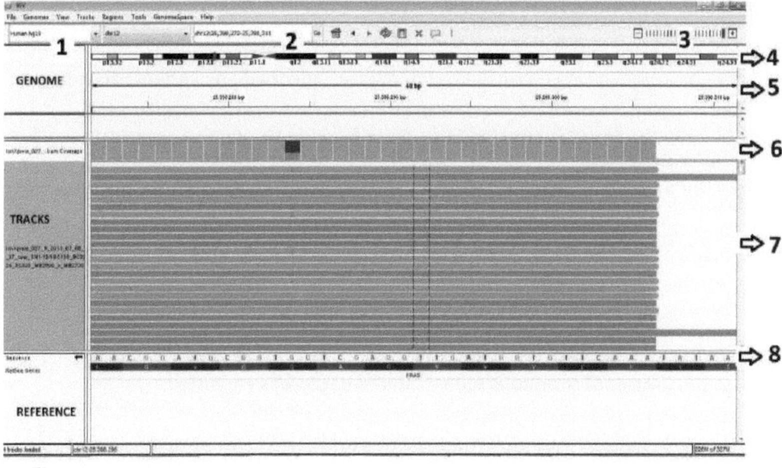

9

**Figura 4:** Imagem da interface do IGV, que pode ser dividida em três áreas principais. Genoma, pistas e referência. (1) Seletor para o genoma de referência. (2) Campo de pesquisa. (3) Barra de zoom. (4) Ideograma dos cromossomas. (5) Coordenadas genómicas. (6) Trajectos de dados (ChIP). (7) Traços de dados (leituras). (8) Traços de genes de referência. (9) Nome da pista

Durante o processo de visualização, o IGV pode saltar para um único gene, fazer zoom out e apresentar dados detalhados sobre esse gene.

### 2.2.2. Critérios de controlo e filtragem de variantes de sequência

A lista de variantes foi filtrada utilizando os seguintes critérios:

1. Eliminação de SNPs comuns sem significado patogénico que já estão registados na dbSNP. A presença de uma variante num indivíduo não afetado com um risco populacional pode ser utilizada como prova de não patogenicidade.

2. Filtragem de variantes de acordo com a frequência mínima de alelos (MAF). O valor limite é uma frequência <1%.

3. Eliminar as variantes que estão localizadas em regiões intrónicas.

4. Eliminar as mutações sinónimas.

Após este processo, a lista é reduzida a um número adequado de variantes candidatas. Na etapa seguinte, são utilizadas bases de dados fiáveis e reconhecidas para uma análise mais aprofundada das mutações filtradas. É dada prioridade às variantes registadas em COSMIC, The Cancer Gene Census e The Cancer Genome Atlas (TCGA).

### 2.2.3. Recursos utilizados para a interpretação das variantes

Existem vários recursos para obter informações sobre variantes no genoma humano. A Tabela 4 apresenta uma lista de fontes de anotação úteis para a análise de variantes com as hiperligações correspondentes. As bases de dados mais utilizadas para verificar a frequência de uma variante numa determinada população são a dbSNP e a ExAC. A UCSC pode ser utilizada para procurar informações básicas. Da mesma forma, a base de dados ClinVar é utilizada para determinar se a variante candidata é um possível biomarcador patogénico. A base de dados Cosmic é uma ferramenta útil com informações seleccionadas. Contém dados sobre centenas de variantes visadas por tratamentos medicamentosos aprovados ou ensaios clínicos experimentais; a prevalência de variantes genéticas em diferentes tipos de tumores e ligações que conduzem a literatura específica. A PubMed e o Google Scholar foram utilizados para encontrar publicações relevantes sobre variantes. Estas bases de dados são utilizadas para apoiar a interpretação clínica a jusante das variantes.

**Quadro 4: Bases** de dados populacionais e de sequências

| Source | Link |
| --- | --- |
| COSMIC | http://cancer.sanger.ac.uk/cancergenome/projects/cosmic/ |
| ExAC Browser | http://exac.broadinstitute.org/ |
| The Cancer Gene Census | http://cancer.sanger.ac.uk/cancergenome/projects/census/ |
| dpSNP | http://www.ncbi.nlm.nih.gov/snp |
| dbVar | http://www.ncbi.nlm.nih.gov/dbvar |
| UCSC | https://genome-euro.ucsc.edu/ |
| ClinVar | http://www.ncbi.nlm.nih.gov/clinvar/ |
| OMIM | http://www.omim.org |
| PolyPhen | http://genetics.bwh.harvard.edu/pph2 |
| 1000 Genomes Project | http://browser.1000genomes.org |
| DIRECT | http://www.mycancergenome.org/about/direct |
| Human Genome Mutation Database | http://www.hgmd.org |
| Human Genome Variation Society | http://www.hgvs.org/dblist/dblist.html |
| FDA | http://www.fda.gov/drugs/scienceresearch/researchareas/pharmacogenetics/ |
| DrugBank | http://www.drugbank.ca/ |

### 2.2.4. Classificação das variantes

A seguinte classificação (Tabela 4) é utilizada para interpretar as variantes identificadas em doentes com diferentes tumores sólidos. É importante distinguir entre uma variante que é classificada como patogénica, não patogénica ou uma variante de significado incerto. Além disso, é importante considerar as variantes que interrompem diferentes vias de sinalização envolvidas no desenvolvimento de diferentes tipos de tumores sólidos.

Neste caso, as variantes são classificadas em cinco classes, de acordo com um certo número de critérios.

**Quadro 5:** Proposta de classificação das variantes

| Class | Classification | Description |
|---|---|---|
| 5 | Pathogenic | The variant is causative of a clinical phenotype |
| 4 | Likely Pathogenic | The variant is probably causative of a clinical phenotype |
| 3 | Uncertain significance (VUS) | Variants which cannot be classified either as pathogenic, likely pathogenic, likely not pathogenic or not pathogenic. Furthermore, if the evidence for benign and pathogenic is unclear, the variant should be classified in this group |
| 2 | Likely Benign or of Little Clinical Significance | Corresponds to variants that probably are no causative for a clinical phenotype. |
| 1 | Not Pathogenic or of No Clinical Significance | Refers to benign variants |

Para além dos efeitos que uma variante pode ter em termos de patogenicidade, o conceito de capacidade de ação também entra em jogo com as mutações somáticas. A capacidade de ação clínica é definida como a capacidade de uma variante específica do cancro para alterar o tratamento do doente. É proposto um segundo sistema de classificação para avaliar as variantes somáticas quanto ao seu valor prognóstico, preditivo e terapêutico. O objetivo desta classificação é identificar as variantes que são úteis para o tratamento de doentes em testes moleculares de rotina para cancros de tumores sólidos utilizando o painel Ion Ampliseq™ hotspot.

### 2.2.4.1 Critérios de avaliação das variantes somáticas.

As bases de dados e as publicações relevantes no PubMed e no Google Scholar podem ser utilizadas para provar a utilidade das variantes. É importante esclarecer que uma variante é considerada acionável se tiver um impacto a qualquer nível da gestão do doente (preditivo ou prognóstico). Se a variante for utilizável, pode ser classificada de acordo com a localização e a histologia do tumor. O tipo 1 corresponde a variantes que são utilizáveis. Estas incluem as variantes que são utilizadas como alvos para tratamentos aprovados ou medicamentosos, ou as que promovem resistência ou têm um impacto direto na gestão dos doentes, no mesmo tipo histológico de tumor em que foram identificadas. O tipo 2 inclui todas as variantes que foram classificadas como eficazes numa base de dados fiável, mas num subtipo histológico diferente daquele em que foram identificadas. Além disso, existem variantes que demonstraram ter uma eficácia potencial, incluindo informações relacionadas com ensaios clínicos iniciais. Por último, o tipo 3 inclui variantes de significado desconhecido para as quais não existe evidência de potencial eficácia. Para atingir um nível mínimo de evidência, pelo menos dois estudos devem demonstrar aplicabilidade clínica.

**Figura 5:** Esquema de classificação de variantes proposto para determinar a

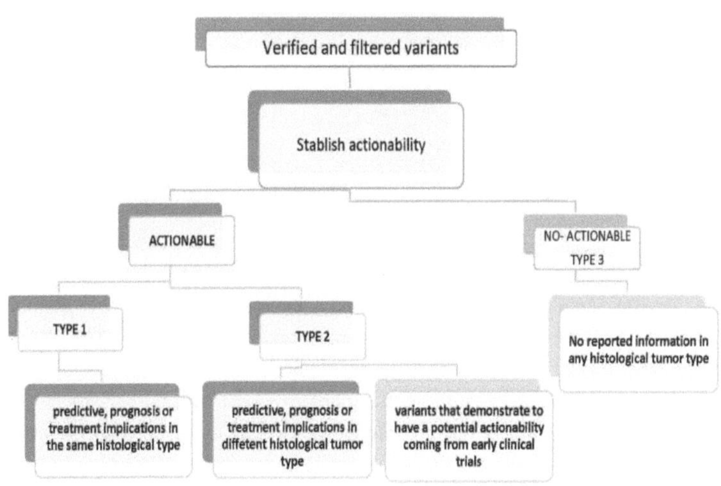


possibilidade de ação das variantes da tecnologia NGS

O NGS foi efectuado em 17 amostras de tecido tumoral. Na análise de dados, foram analisadas mutações em diferentes pontos de acesso de 50 genes do cancro incluídos no Ion AmpliSeq™ Cancer Hotspot Panel. Foram encontradas mutações múltiplas em diferentes genes em todas as amostras de tumores. As frequências absolutas das mutações detectadas são apresentadas na Figura 6.

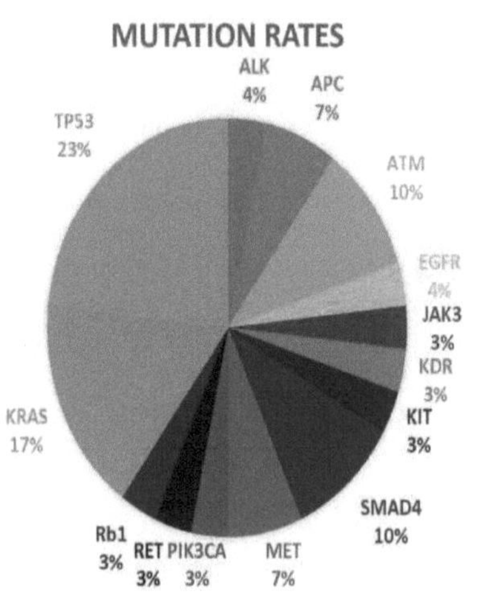


**Figura 6:** Ilustração das frequências de mutação para cada gene.

As mutações mais frequentes incluíram mutações no TP53 (23%), KRAS (17%), ATM (10%) e SMAD4 (10%). As restantes variantes foram identificadas em pequenas percentagens. Cerca de 23% das amostras apresentavam mutações no TP53. Muitos estudos indicam que as mutações no TP53 predominam no cancro (15), confirmando que as mutações no TP53 são a mutação mais comum nos cancros humanos.

17% de todos os tumores continham mutações KRAS, não tendo sido detectadas mutações nos outros genes da família RAS. Entre as mutações KRAS, foi detectada uma mutação, c.38G>A, no códão 13 no doente n.º 13 com carcinoma do cólon. Foram detectadas várias mutações no códão 12 (p.G12V, p.G12C, p.G12R e p.G12I) em doentes com adenocarcinoma do pulmão, adenocarcinoma do cólon e carcinoma do pâncreas. Todas as mutações KRAS eram substituições nucleotídicas unilaterais, com exceção de uma mutação no códão 12 (c.34_35delGGinsAT, p.G12I), que correspondia a uma mutação indel. Sabe-se que estas mutações do KRAS nos códons 12 e 13 são locais de mutação de hotspot nestes cancros e servem como biomarcadores para tratamento orientado e têm algum valor prognóstico (16-18).

Foi detectada apenas uma mutação EGFR (c.2573T>G, p.L858R) e não foram registadas mutações BRAF, o que se deve provavelmente ao facto de, na maioria dos casos de NSCLC, ser efectuada uma análise orientada do EGFR por pirosequenciação e o doente ser tratado com erlotinib ou gefitinib em caso de mutação. As mutações KDR ocorreram em 7 tumores. No cancro do pulmão, contudo, não foram encontradas provas de que as mutações pontuais KDR afectassem a eficácia e a sobrevivência global dos doentes.

As mutações PIK3CA foram registadas em amostras de neuroblastoma pulmonar, estomacal e olfativo. Foram detectadas mutações nos genes dos factores de crescimento de superfície RET e MET em cerca de 7% dos casos. Foi detectada uma mutação SMAD4 num lipossarcoma desdiferenciado, mas não há provas de significado clínico para este tipo de tumor.

Foram detectadas outras mutações em RB1, KIT, APC, MLH1 e JAK3.

| tumor sample | Histological Tumor Types | RB1 | TP53 | SMAD4 | KIT | KDR | APC | KRAS | ATM | PIK3CA | EGFR | MET | JAK3 |
|---|---|---|---|---|---|---|---|---|---|---|---|---|---|
| 1 | Lung adenocarcinoma | | | | * | * | | | | | | | |
| 2 | Lung adenocarcinoma. | | | | | | | * | | | | | |
| 3 | Lung adenocarcinoma. | | | | | | | * | * | * | | | |
| 4 | Lung adenocarcinoma. | * | * | | | * | | | | | | | |
| 5 | Lung adenocarcinoma. | | | | | | | | | | * | | |
| 6 | Lung adenocarcinoma | | * | | | | | | * | | | | |
| 7 | Lung adenocarcinoma | | * | | | | | * | * | | | | |
| 8 | Lung adenocarcinoma | | * | | | | | * | * | | | | |
| 9 | Pancreatic carcinoma | | | * | | | | * | | | | | |
| 10 | Follicular thyroid cancer | | * | | | | | | | | | * | |
| 11 | Stomach adenocarcinoma | | * | | | | | | | * | | | |
| 12 | Endocrine Carcinoma | | * | | | | | | | | | | |
| 13 | Colon adenocarcinoma | | | | | | * | * | | | | | |
| 14 | Adrenocortical carcinoma | | | | | * | | | | | | * | * |
| 15 | Parotid carcinoma | | | | | * | | | | | | | |
| 16 | Dedifferentiated liposarcoma | | | * | | | | | | | | | |
| 17 | Olfactory neuroblastoma | | | | | | | | | * | | | |

**Tabela 6:** Mutações registadas para cada gene, ordenadas por subtipo histológico

MUTATION LIST

| GENE | NUCLEOTIDE CHANGE | AMINOACID CHANGE | COSMIC ID |
|---|---|---|---|
| ALK [±] | c.3551G>A | p.G1184E | 1570337 |
| APC | c.3964G>T | p.E1322* | 18702 |
| APC [±] | c.4298C>T | p.P1433L | - |
| ATM | c.8654T>G | p.L2885R | - |
| ATM | c.8810T>C | p.V2937A | 1470374 |
| ATM | c.988C>T | p.S333F | 5020963 |
| EGFR | c.2573T>G | p.L858R | 6224 |
| JAK3 | c.2164G>A | p.V722I | 34213 |
| KDR | c.1416A>T | p.Q472H | 149673 |
| KIT | c.1621A>C | p.M541L | 28026 |
| KRAS | c.35G>T | p.G12V | 520 |
| KRAS | c.34G>T | p.G12C | 516 |
| KRAS | c.34G>C | p.G12R | 518 |
| KRAS | c.34_35delGGinsAT | p.G12I | 34144 |
| KRAS | c.38G>A | p.G13D | 1140132 |
| MET | c.504G>T | p.E168D | 706 |
| MET | c.1124A>G | p.N375S | 5020653 |
| PIK3CA | c.1173A>G | p.I391M | 328028 |
| RET [±] | c.2651A>T | p.E884V | 1570338 |
| RB1 | c.465T>A | p.Y155* | 5030962 |
| SMAD4 [±] | c.767A>T | p.Q256L | - |
| SMAD4 [±] | c.1060A>T | p.V354L | - |
| SMAD4 | c.1333C>T | p.R445* | 14096 |
| TP53 | c.215C>G | p.P72R | 250061 |
| TP53 | c.590T>A | p.V197E | 44424 |
| TP53 | c.329G>C | p.R110P | 11250 |
| TP53 | c.659A>G | p.Y220C | 10758 |
| TP53 | c.725G>T | p.C242F | 10810 |
| TP53 | c.905G>A | p.G302E | 43988 |
| TP53 | c.916C>T | p.R306* | 10663 |
| TP53 | c.1024C>T | p.R342* | 11073 |

[±] False positive mutations

**Quadro 7:** Lista de mutações com a ID COSMIC correspondente

Após análise dos dados e utilizando um cut-off de 5% do total de leituras, foram identificadas mutações somáticas aparentes no exão 23 do gene ALK (p.G1184E), no exão 16 do gene APC (p.P1433L), no exão 15 do gene RET (p.E884V) e nos exões 6 (p.Q256L) e 9 (p.V354L) do gene SMAD4. Todas estas variantes estão registadas no COSMIC (Tabela 7), e existem referências em que estas mutações já foram descritas. Ocorreram com uma frequência baixa, entre 5 % e 10 % do total de leituras. Em todos os casos, foi efectuada uma avaliação exaustiva das leituras das sequências e do estado das mutações com o IGV. Nestes cinco genes, as alterações nucleotídicas estão presentes em leituras mais curtas e localizam-se nas extremidades das leituras, como mostra a Figura 7.

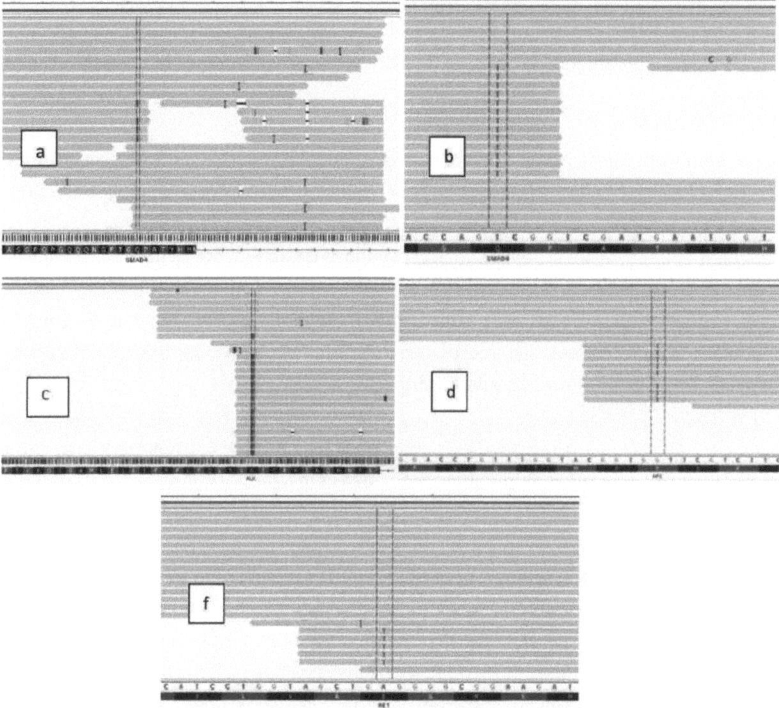

**Figure 7.** Imagens representativas do visualizador da genómica integrativa que ilustram as alterações nucleotídicas de mutações somáticas óbvias identificadas em leituras mais curtas, em quase todos os casos localizadas nas extremidades das leituras. Foram observadas substituições em (a) c.1060G>C em SMAD4, (b) c.767A>T em SMAD4, (c) c.3551G>A em ALK, (d) c.4298C>T em APC, (f) c.2651A>T em RET

Estas imagens são bastante reveladoras, uma vez que se pode ver que ocorreram variações de nucleótidos perto do fim das leituras curtas. Nenhuma destas variações foi registada nas leituras longas. Estes resultados indicam que estas mutações não são verdadeiras mutações. Pelo contrário, parecem ser um artefacto causado por um priming incorreto.

Este fenómeno está relacionado com a PCR multiplex e deve-se à amplificação não específica durante a preparação da amostra com o Ion Ampliseq™ Cancer Panel, tal como sugerido por Mc Call et al (19).

Na emPCR, pode ocorrer uma ligação não específica devido à utilização da mistura de iniciadores para a amplificação. Os iniciadores concebidos para diferentes regiões-alvo podem partilhar regiões homólogas, especialmente em regiões com baixo teor de GC, o que aumenta a taxa de erro (20). Por esta razão, esta homologia parcial pode conduzir a um evento de mispriming em que um iniciador não específico do pool de mistura se liga a uma região interna de outro amplicon. Como resultado do mispriming, são geradas leituras curtas que afectam o produto final e aumentam o número de mutações falsas positivas.

É também interessante notar a frequência com que estas variantes foram observadas na mesma localização dentro do mesmo gene. Cada mutação falsa positiva foi detectada mais do que uma vez.

Além disso, de forma consistente com os resultados deste estudo, as mesmas variantes foram identificadas por McCall et al. num trabalho recente com o Ion Ampliseq™ Cancer Panel, confirmando que este não foi um evento isolado que ocorreu em mais do que um laboratório. Este facto realça o papel do geneticista molecular na identificação, filtragem e eliminação de dados falsos positivos (19).

A Tabela 6 apresenta todas as variantes detectadas em 17 amostras de tumores sólidos, ordenadas por gene e por tipo histológico de tumor. Podem ser observados diferentes padrões de mutação nos tumores dos diferentes doentes. As diferenças mutacionais neste estudo são maiores em tumores de diferentes origens. Por exemplo, a amostra 13, proveniente de um doente com adenocarcinoma do cólon, tem uma mutação KRAS, enquanto a amostra 11, proveniente de um adenocarcinoma do estoma, tem mutações em TP53 e PIK3CA. Algumas destas diferenças devem-se à heterogeneidade genética, mas também podem estar relacionadas com factores externos, não genéticos, que determinam o desenvolvimento do tumor. Além disso, a heterogeneidade pode ser observada em doentes com adenocarcinomas do pulmão (amostras 1 a 8). Embora várias mutações ocorram em conjunto nestes doentes, certas mutações certas mutações estão presentes em cada doente. Por exemplo, mutações comuns no KRAS, TP53 e ATM são encontradas em alguns destes doentes. A compreensão da semelhança e da heterogeneidade pode levar a uma melhor compreensão da evolução do tumor.

A heterogeneidade dentro de um doente também pode ser reconhecida neste estudo. As amostras 6, 7 e 8 provêm de um mesmo doente. A primeira amostra deste doente (6) tem origem numa ressecção atípica do pulmão. Após alguns anos, foram detectados dois novos tumores no lobo esquerdo (região superior e inferior). A segunda (7) e a terceira (8) amostras foram colhidas do lobo superior esquerdo e do lobo inferior esquerdo, respetivamente. Os dados NGS das três amostras foram analisados e, em seguida, todas as variantes foram visualizadas utilizando o navegador IGV. Os resultados da sequenciação destas amostras realçaram as diferenças entre os tumores. Como se pode ver na Tabela 6, foi observada uma mutação do KRAS nas amostras 7 e 8, enquanto o KRAS nativo estava presente na amostra 6. Um resultado inesperado é o facto de a mutação KRAS encontrada na amostra 7 (c.35G>T, p.G12V) não estar presente na amostra 8 e, em vez disso, ter surgido uma nova mutação (c.34G>T, p.G12C; Figura 8). Além disso, também foram registadas várias mutações no TP53. A amostra 6 apresentava a mutação p.Y220C, na amostra 7 foi observada a mutação p.C242F e, finalmente, na amostra 8 estava presente a mutação R342*.

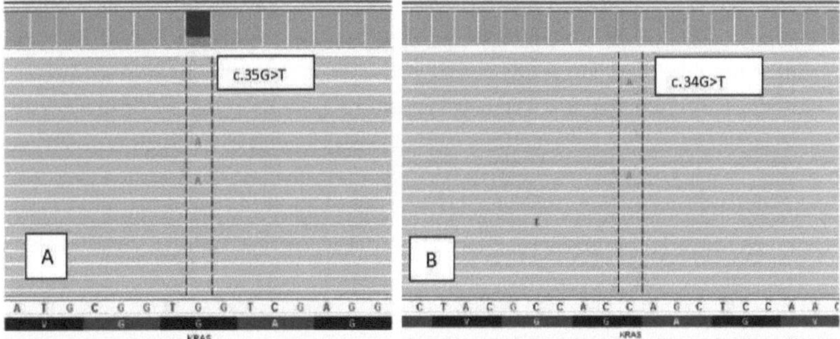


**Figure 8.** A. Mutação KRAS c.35G>T na amostra 7. (B) Amostra 8 com a mutação KRAS c.34G>T.

Para a classificação das variantes, foi aplicada uma filtragem de variantes aos resultados da sequenciação das 17 amostras. Todas as variantes foram avaliadas de acordo com os critérios definidos e depois classificadas de acordo com a sua patogenicidade e capacidade de ação. Em primeiro lugar, cada variante foi classificada de acordo com a sua potencial patogenicidade em patogénica, provavelmente patogénica, variante de significado indeterminado (VUS), provavelmente benigna e benigna. Além disso, foi feita uma classificação adicional em três grupos com base na sua capacidade de ação. O tipo I refere-se a variantes que são accionáveis no mesmo tipo de tumor histológico. O tipo II refere-se a variantes que são aplicáveis a um tipo de tumor diferente e o tipo III refere-se a variantes de significado desconhecido que não permitem tirar quaisquer conclusões sobre o seu potencial impacto na gestão dos doentes.

Trinta e quatro variantes foram identificadas e classificadas neste estudo, e cada uma delas foi avaliada quanto ao seu impacto no tratamento dos doentes. Foram utilizadas bases de dados como a COSMIC para recolher informações preditivas e prognósticas. Além disso, a classificação baseou-se na disponibilidade de terapias-alvo com medicamentos aprovados pela FDA ou tratamentos de ensaios clínicos para doentes com cancro de diferentes tipos de tumores.

Neste estudo, a viabilidade (utilidade preditiva/prognóstica e diagnóstica) foi avaliada através da revisão da literatura e de bases de dados fiáveis, de acordo com o procedimento descrito na metodologia de classificação de variantes (Figura 5). Para estabelecer um nível mínimo de evidência, pelo menos dois estudos tiveram de ser considerados para demonstrar a utilidade clínica. A Tabela 8 contém os resultados da classificação das variantes, mostrando as variantes mais importantes em termos do seu significado clínico. As mutações no KRAS (exão 12: p.G12V, p.G12C, p.G12R e exão 13: p.G13D) são um exemplo de variantes que são classificadas como patogénicas, mas são indicadas como variantes tratáveis (tipo 1). As variantes em ATM (p.V2937A), KIT (p.M541L), MET (p.E168D, p.N375S), SMAD4 (p.R445*) e TP53 (p.Y220C, p.R306* e p.R342*) são classificadas como mutações não activáveis (tipo 3).

**Quadro 8:** Lista de variantes classificadas de acordo com a patogenicidade e a capacidade de ação. As variantes potencialmente transmissíveis foram classificadas como tipo 1, tipo 2 e tipo 3.

| GENE | CDC MUTATION | CLINICAL SIGNIFICANCE (PATHOGENICITY) | ACTIONABILITY | |
|---|---|---|---|---|
| | | | CLASS | RELATED TUMOR TYPE |
| ATM | c.8810T>C (p.V2937A) | Uncertain significance | TYPE 3 | Hereditary cancer-predisposing syndrome |
| EGFR | c.2573T>G (p.L858R) | Not reported | TYPE 1 | Tyrosine kinase inhibitor response in lung adenocarcinoma |
| KIT | c.1621A>C (p.M541L) | Benign | TYPE 3 | Not reported |
| KRAS | c.35G>T (p.G12V) | Pathogenic | TYPE 1 | Juvenile myelomonocytic leukemia, Carcinoma of pancreas, Non-small cell lung cancer, Nevus sebaceous, |
| KRAS | c.34G>T (p.G12C) | Pathogenic | TYPE 1 | Endometrial carcinoma, Lung cancer, Non-small cell lung cancer |
| KRAS | c.34G>C (p.G12R) | Pathogenic | TYPE 1 | Malignant tumor of urinary bladder, Non-small cell lung cancer, Squamous cell carcinoma of lung |
| KRAS | c.38G>A (p.G13D) | Pathogenic | TYPE 1 | Juvenile myelomonocytic leukemia, Non-small cell lung cancer, Breast cancer |
| MET | c.504G>T (p.E168D) | Benign/Likely benign | TYPE 3 | Renal cell carcinoma, papillary Hereditary cancer-predisposing syndrome |
| MET | c.1124A>G (p.N375S) | Benign | TYPE 3 | Renal cell carcinoma, papillary Hereditary cancer-predisposing syndrome |
| SMAD4 | c.1333C>T (p.R445*) | Pathogenic | TYPE 3 | Juvenile polyposis syndrome, Juvenile polyposis/hereditary hemorrhagic telangiectasia syndrome, Hereditary cancer-predisposing syndrome |
| TP53 | c.659A>G (p.Y220C) | Pathogenic | TYPE 3 | Hereditary cancer-predisposing syndrome |
| TP53 | c.916C>T (p.R306*) | Pathogenic | TYPE 3 | Hereditary cancer-predisposing syndrome |
| TP53 | c.1024C>T (p.R342*) | Pathogenic | TYPE 3 | Hereditary cancer-predisposing syndrome |
| TP53± | c.215C>G (p.P72R) | Not reported | TYPE 1 | Prognostic role (21, 22) |

O Ion Ampliseq Cancer Hotspot Panel v2 foi utilizado para identificar mutações genéticas em 17 amostras de tumores sólidos. Após uma análise pormenorizada dos dados, foram identificadas 34 variantes com um limite de 5 %. Como esperado, as mutações mais frequentes foram registadas no TP53 (23%) e no KRAS (17%), o que também foi descrito em estudos anteriores (18, 23). Entre as mutações KRAS, a maioria das mutações afectava os códons 12 e 13. Vários estudos demonstraram que as mutações KRAS (qualquer mutação nos códons 12, 13, 58, 59, 61, 117, 146) predizem a falta de resposta ao tratamento com anticorpos monoclonais anti-EGFR. A principal vantagem desta tecnologia é a capacidade de detetar diferentes regiões num único teste e de identificar diferentes mutações de hotspot num único teste com elevada sensibilidade. No entanto, foram identificadas algumas variantes falso-positivas durante a análise dos dados. Estas variantes estavam localizadas no final das leituras curtas e foram consideradas variantes falsas-positivas recorrentes. Foram detectadas mutações em SMAD4 (p.V354L, p.Q256L), ALK (p.G1184E), APC (p.P1433L) e em RET (p.E884V).

O Ion Ampliseq Cancer Hotspot Panel utiliza um conjunto de primers para a amplificação de regiões de hotspot que cobrem até 2800 mutações registadas no COSMIC, utilizando um fluxo de trabalho dedicado à preparação de amostras que inclui a preparação de bibliotecas e a preparação de modelos utilizando emPCR antes de iniciar o processo de sequenciação. Como são necessários muitos primers para este processo de amplificação PCR multiplex, são geradas leituras mais curtas devido a definições incorrectas.

O mispriming é um fenómeno invulgar que ocorre quando um iniciador se liga a uma região interna de outro amplicon alvo. Isto cria leituras curtas com erros de sequenciação que podem levar a interpretações erradas na deteção de variantes e à geração de falsos positivos. Além disso, cada uma destas mutações aparentes ocorreu apenas duas vezes em amostras diferentes. Além disso, McCall et al. já tinham comunicado o mesmo fenómeno no Ion Ampliseq Cancer Panel, identificando as mesmas variantes aqui comunicadas (19).

Estes resultados sublinham a necessidade de monitorizar estas regiões frágeis e de ser cauteloso na interpretação das variantes. Uma vez que estes resultados falsos positivos ocorrem repetidamente, uma forma prática de reduzir este problema consiste em registar estas mutações aparentemente consistentes, a fim de as eliminar dos dados relevantes.

Em resumo, o Ion Ampliseq Hotspot Cancer Panel pode amplificar regiões de hotspot num único ensaio, gerando muito mais leituras de sequências. No entanto, estas leituras de comprimento mais curto aumentam a taxa de erro. Consequentemente, ocorrem resultados falsos positivos, que afectam a análise a jusante.

Um novo desafio é a análise dos dados NGS para distinguir as alterações causais do ruído e dos resultados falsos positivos.

A identificação de variantes com significado clínico é crucial para compreender o desenvolvimento do cancro. Como as mutações do ADN se acumulam num tumor à medida que a doença progride, a heterogeneidade aumenta mesmo dentro de um único tumor primário. A heterogeneidade pode ser interpretada a diferentes níveis.

A heterogeneidade do ponto de vista morfológico do tecido é comum e é reconhecida pelo patologista na prática clínica. Além disso, a heterogeneidade intratumoral também pode ser detectada, mas a origem e as consequências desta heterogeneidade não são totalmente compreendidas. A heterogeneidade intratumoral foi registada em adenocarcinomas do pulmão (24). Além disso, também foi registada heterogeneidade no mesmo doente com adenocarcinoma do pulmão. Foram analisadas três amostras de diferentes tumores deste doente (amostras 6, 7 e 8) e, após análise, foram encontradas diferentes mutações KRAS nas amostras 7 e 8, enquanto a amostra 6 apresentava KRAS nativo. Para além disso, foram detectadas mutações TP53 diferentes em cada uma das três amostras. A partir desta observação, concluímos que este doente tinha três tumores primários com mutações patrimoniais no KRAS e no TP53.

Neste caso específico, a mutação KRAS foi identificada na amostra 8 com um teor de alelos muito baixo (8 %), o que mostra que este método tem uma sensibilidade elevada em comparação com outras tecnologias moleculares, como a sequenciação Sanger.

É importante notar que este aumento da instabilidade genómica leva a uma diversificação considerável dos genótipos, e um dos principais objectivos é compreender o impacto destas interacções genómicas no cancro. Isto é de enorme importância para a evolução clínica do doente, porque mesmo que dois doentes tenham o mesmo diagnóstico, o seu prognóstico pode não ser o mesmo.

A última secção deste estudo trata da classificação das mutações somáticas. O Colégio Americano de Genética Médica e Genómica (ACMG) e a Agência Internacional de Investigação sobre o Cancro publicaram orientações e recomendações para a classificação das variantes da linha germinal nas doenças mendelianas e para a estratificação da sua potencial patogenicidade. Dadas as diferenças entre as variantes da linha germinal e as variantes somáticas já explicadas na introdução, é necessário estabelecer uma classificação diferente e específica para as variantes somáticas. Infelizmente, não existe tal informação para a classificação das mutações somáticas. A falta de recomendações e directrizes para as mutações somáticas dificulta a comunicação de variantes utilizáveis.

Com base na classificação padrão para mutações germinativas proposta pelo ACGM e nas informações e recomendações disponíveis para a classificação de variantes somáticas (25), foram escolhidas duas abordagens para classificar as variantes identificadas em doentes com diferentes tumores sólidos.

A primeira baseia-se na classificação padrão registada no ClinVar, que foi utilizada para a classificação das variantes. Esta classificação distingue entre variantes identificadas como patogénicas, provavelmente patogénicas, variantes de significado incerto (VUS), provavelmente benignas e benignas.

A segunda abordagem é um sistema de classificação baseado no impacto que cada mutação pode ter no prognóstico e no tratamento do doente. O objetivo desta classificação é determinar o impacto de uma determinada variante na previsão da resposta a um determinado tratamento. As variantes foram avaliadas através da revisão da literatura e de bases de dados fiáveis, de acordo com o procedimento descrito na metodologia para classificar as variantes em três tipos (Figura 5):

O tipo I corresponde às variantes com capacidade de ação comprovada.

O tipo 2 inclui variantes que são claramente accionáveis, mas que estão relacionadas com um tipo de tumor diferente. Também estão incluídas as variantes que demonstraram ter potencial de ação, incluindo informações relativas a ensaios clínicos iniciais.

As variantes para as quais não existe informação disponível para qualquer tipo de tumor histológico são incluídas no tipo 3.

Para obter informações sobre os efeitos dos medicamentos, foram utilizadas as informações da literatura e de bases de dados internacionais e com curadoria, como o Drug Bank (http://www.drugbank.ca/) e a FDA (http://www.fda.gov/drugs/scienceresearch/ researchareas/pharmacogenetics/).

As mutações no KRAS (exão 2: p.G12V, p.G12C, p.G12R e exão 3, p.G13D) proporcionam um contraste interessante, mostrando um exemplo de variantes que são classificadas como patogénicas no ClinVar, mas que são comunicadas como variantes accionáveis para os cuidados dos doentes. As mutações KRAS no cancro colorrectal metastático prevêem a resistência aos anticorpos monoclonais EGFR cetuximab e panitumumab.

A mutação p.L858R no gene EGFR foi também classificada como tipo 1 num doente com cancro do pulmão. Esta mutação pontual aumenta a sensibilidade do tumor ao gefitinib ou ao erlotinib (26). As variantes nos genes ATM (p.V2937A), KIT (p.M541L), MET (p.E168D, p.N375S), SMAD4 (p.R445*) e TP53 (p.Y220C, p.R306* e p.R342*) são classificadas como mutações não activáveis (tipo 3). Nestes casos, não foram encontradas provas para apoiar a sua capacidade de ação.

O tipo 2 incluía um polimorfismo conhecido no TP53, p.R72P (Figura 10). Estes dados são particularmente interessantes porque existem estudos anteriores que descrevem uma correlação entre este genótipo e potenciais factores de risco para muitos cancros (27),(28). Além disso, Marin et al. referiram que os genótipos mutantes que contêm o alelo Arg72 são preferencialmente seleccionados durante a tumorigénese. O alelo Arg72 tendeu a estar sobre-representado nos tumores

Este trabalho demonstrou a importância de classificar e comunicar as variantes activáveis num contexto específico do tumor. A análise das bases de dados farmacogenómicas facilita o teste de variantes plausivelmente activáveis. No entanto, a informação proveniente de outros tipos de tumores ou de variantes comunicadas em ensaios clínicos iniciais também pode ser valiosa. A comunicação contínua entre investigadores e clínicos é essencial. A informação fornecida pelos laboratórios clínicos pode ser utilizada para a seleção de doentes com base em biomarcadores para ensaios clínicos iniciais (29).

A informação sobre a capacidade de ação das variantes tem de ser organizada de modo a que os clínicos possam reunir mais informação para decidir que decisões médicas tomar. Para conseguir esta interpretação exacta das variantes biológicas e clínicas, os genomistas moleculares devem ter uma sólida formação em cancro.

### Recomendações e considerações

A interpretação e classificação das variantes somáticas relevantes é um grande desafio para os investigadores. Por conseguinte, são apresentados alguns pontos importantes a ter em conta na interpretação dos dados:

Em primeiro lugar, é necessário dispor de informações seleccionadas de bases de dados públicas para determinar os efeitos das variantes somáticas. Por exemplo, a utilização de um identificador de transcrição incorreto pode levar a interpretações erradas. Para integrar as informações de todos os 50 genes analisados, é importante incluir várias fontes de informação para obter uma visão global das mutações somáticas. A análise de genes individuais fica em segundo plano e deixa espaço para a avaliação dos padrões de mutação. Por este motivo, as informações dos painéis devem ter um forte apoio bibliográfico e as variantes que só foram registadas em algumas ocasiões não devem ser consideradas para aplicações clínicas.

Além disso, é necessário distinguir entre patogenicidade e capacidade de ação. A primeira refere-se a variantes que têm um significado causal, enquanto a capacidade de ação se refere ao impacto potencial de uma variante na gestão do doente. Esta definição inclui o impacto no prognóstico, na previsão e no tratamento do doente. Esta distinção é importante para as aplicações clínicas, uma vez que uma variante de um determinado gene pode ser considerada patogénica, mas não acionável, num determinado tipo de tumor.

Outro aspeto importante a ter em conta na análise dos dados é a heterogeneidade. Como já foi explicado, as diferenças entre doentes com o mesmo tipo de tumor e mesmo dentro do mesmo doente são importantes, especialmente para a resposta aos medicamentos e a sensibilidade às terapias convencionais e direccionadas.

De um ponto de vista histológico, a localização correcta do tumor primário e a informação histológica são cruciais para determinar o significado clínico. Por exemplo, a mutação BRAF p.V600E é considerada mais eficaz no melanoma do que no carcinoma colorrectal quando esta variante ocorre. Além disso, os mesmos eventos moleculares podem ser passíveis de serem tratados com o mesmo medicamento em cancros diferentes. Em conclusão, este estudo mostra que é necessário desenvolver critérios que possam ser acordados por um grupo multidisciplinar de especialistas. Até lá, devem ser utilizados protocolos seleccionados e de consenso para filtrar e interpretar variantes relevantes que possam ter impacto no tratamento dos doentes.

O Ion Ampliseq Cancer Panel é uma tecnologia NGS que permite analisar regiões-alvo específicas de 50 genes do cancro nos quais se demonstrou que as mutações somáticas têm significado clínico ou predizem a resposta à terapêutica. O objetivo deste estudo foi avaliar a utilidade deste painel para a identificação de mutações em tumores sólidos de diferentes origens. Para o efeito, foram avaliadas dezassete amostras de doentes diagnosticados com diferentes tipos de tumores. Foram identificados falsos positivos no final de leituras curtas em regiões específicas do painel. Pode ser difícil determinar se uma variante de baixo alelo ou de baixa cobertura representa uma verdadeira mutação que ocorre num subconjunto de células tumorais ou se é um artefacto que deve ser descartado. Para estes genes com resultados falsos positivos repetidos, é necessário ter cuidado na interpretação dos dados e na tomada de decisões clínicas. Foi demonstrado que uma verificação manual das variantes relevantes é muito útil para evitar erros. Apesar da identificação de uma pequena proporção de mutações falsas-positivas causadas por um evento de erro de preparação, este painel demonstrou ser adequado para a identificação de perfis de mutação de genes somáticos em oncologia. As mutações mais frequentes foram detectadas no TP53 e no KRAS, tal como esperado neste tipo de tumores sólidos. Para além disso, foi encontrada heterogeneidade entre doentes com o mesmo tipo de tumor e dentro do mesmo doente.

Para facilitar a identificação de variantes relevantes para a gestão de doentes em oncologia, foi desenvolvido um protocolo e um sistema de classificação para filtrar e classificar variantes relevantes de diferentes amostras de tumores e avaliar o seu impacto. Foram utilizadas três categorias para classificar as variantes de acordo com a sua capacidade de ação. As mutações KRAS e uma mutação EGFR foram classificadas como accionáveis. Embora seja importante aplicar filtros rigorosos e estabelecer um protocolo adequado para a identificação de variantes, existe uma necessidade crescente de desenvolvimento, normalização e reconhecimento de sistemas de classificação para mutações somáticas.

Sabe-se que os tumores resultam de muitos eventos mutacionais, pelo que o estudo das regiões de hotspot com a tecnologia Ion Ampliseq permite uma melhor compreensão dos processos e padrões que conduzem à malignidade dos tumores. Por conseguinte, o tratamento de doentes com cancro apenas com base no tecido de origem já não é adequado. Na clínica, a avaliação deve ser suficientemente rápida para que este tipo de painel permita uma análise e deteção rápidas de mutações que possam afetar o tratamento do doente.

Além disso, é essencial que a análise de dados se baseie em bases de dados fiáveis, de modo a obter uma elevada precisão na interpretação. Ao avaliar a utilidade do painel de cancro Ion Ampliseq, procurou-se dar resposta à maioria destas preocupações.

Esta experiência mostra que o painel de 50 genes é útil para a avaliação de variantes de amostras FFPE, a fim de encontrar mutações accionáveis que tenham impacto na gestão dos doentes. Talvez seja possível identificar assinaturas mutacionais que possam orientar o prognóstico, o tratamento e o desenvolvimento de novos medicamentos para interferir com vias de sinalização cruciais para a sobrevivência das células tumorais.

Em suma, os avanços no diagnóstico molecular em oncologia permitirão a caraterização de colecções de tumores nos próximos anos, permitindo a identificação de mutações exploráveis para promover uma medicina personalizada do cancro.

**Tipos de mutações do ADN e alterações cromossómicas.**

A sequência de ADN de um gene pode ser alterada de várias formas. As mutações genéticas têm efeitos diferentes na função da proteína, dependendo de onde ocorrem e se alteram a função da proteína codificada. Os tipos mais importantes de mutações incluem

***Mutação missense***: Este tipo de mutação é uma alteração num par de bases do ADN que leva à substituição de um único aminoácido na proteína codificada.

***Mutação sem sentido***: Trata-se também de uma alteração num par de bases do ADN que, por sua vez, conduz a um códão de paragem e, consequentemente, a um encurtamento prematuro da proteína sintetizada. Este tipo de mutação leva a uma proteína encurtada que pode não funcionar corretamente ou não funcionar de todo.

***Inserção:*** Numa inserção, o número de bases de ADN num gene é alterado pela adição de mais ou menos segmentos curtos de ADN. Isto pode fazer com que a proteína produzida pelo gene não funcione corretamente.

***Deleção:*** Numa deleção, o número de bases do ADN é alterado através da remoção de um ou mais nucleótidos do ADN. Em pequenas deleções, um ou alguns pares de bases dentro de um gene podem ser removidos, enquanto que em deleções maiores, o gene inteiro ou mesmo vários genes vizinhos podem ser removidos. O ADN deletado pode alterar a função da(s) proteína(s) resultante(s).

*Duplicação:* Uma duplicação consiste num pedaço de ADN que é anormalmente copiado uma ou mais vezes. Este tipo de mutação pode alterar a função da proteína resultante.

***Mutação Frameshift:*** Este tipo de mutação ocorre quando a adição ou perda de bases de ADN altera o quadro de leitura do gene, criando uma proteína variante no local da inserção ou deleção e, frequentemente, um códão de paragem prematuro e variante. A proteína resultante é geralmente sem função ou tem novas propriedades de transformação.

***Mutação no local de splice:*** Uma alteração na sequência de ADN que ocorre na fronteira entre um exão e um intrão (local de splice). Esta alteração pode perturbar o splicing do ARN, resultando na perda de exões ou na inclusão de intrões e numa sequência codificadora de proteínas alterada.

# REFERÊNCIAS

1.  Auberger J, Loeffler-Ragg J, Wurzer W, Hilbe W. Targeted therapies in non-small cell lung cancer: proven concepts and unfulfilled promises. Current cancer drug targets. 2006;6(4):271-94.

2.  Murphy M, Stordal B. Erlotinib ou gefitinib para o tratamento do cancro do pulmão de células não pequenas e do cancro do ovário recidivantes tratados com platina: uma revisão sistemática. Actualizações sobre a resistência aos medicamentos. 2011;14(3):177-90.

3.  Ramaswamy Govindan M. Clinical Next-Generation Sequencing in Patients with Non-Small Cell Lung Cancer (Sequenciação clínica de nova geração em doentes com cancro do pulmão de células não pequenas). Cancro.

4.  Collins FS, Hamburg MA. Primeira aprovação da FDA para o sequenciador de próxima geração. New England Journal of Medicine. 2013;369(25):2369-71.

5.  Shen T, Pajaro-Van de Stadt SH, Yeat NC, Lin JC-H. Clinical applications of next-generation sequencing in cancer: from panels to exomes to genomes. Fronteiras em genética. 2015;6.

6.  Tsongalis GJ, Peterson JD, de Abreu FB, Tunkey CD, Gallagher TL, Strausbaugh LD, et al. Utilização de rotina do Ion Torrent AmpliSeq™ Cancer Hotspot Panel para a identificação de mutações somáticas clinicamente accionáveis. Química Clínica e Medicina Laboratorial. 2014;52(5):707-14.

7.  Gschwind A, Fischer OM, Ullrich A. The discovery of recetor tyrosine kinases: Targets for cancer therapy. Nat Rev Cancer. 2004;4(5):361-70.

8.  Kantarjian H, O'Brien S, Cortes J, Giles F, Shan J, Rios MB, et al. Benefício de sobrevivência da terapia com mesilato de imatinib na leucemia mieloide crónica (CML-CP) em fase crónica após falha de IFN-a e na CML-CP tardia, comparação com controlos históricos. Clinical Cancer Research. 2004;10(1):68-75.

9.  Nalejska E, Mqczynska E, Lewandowska MA. Biomarcadores prognósticos e preditivos: ferramentas para uma oncologia personalizada. Molecular diagnosis & therapy. 2014;18(3):273-84.

10.  Do H, Dobrovic A. Drastic reduction of sequence artefacts from DNA isolated from formalin-fixed cancer biopsies by treatment with uracil DNA glycosylase. Oncotarget. 2012;3(5):546.

11.  Liu L, Li Y, Li S, Hu N, He Y, Pong R, et al. Comparação de sistemas de sequenciação

de nova geração. BioMed Research International. 2012;2012.

12. . Disponível em: https://tools.thermofisher.com/content/sfs/brochures/PGM-Specification-Sheet.pdf.

13. Merriman B, Torrent I, Rothberg JM, Team D. Progresso na sequenciação baseada em chips semicondutores de torrente iónica. Electrophoresis. 2012;33(23):3397-417.

14. Beadling C, NeffTL, Heinrich MC, Rhodes K, Thornton M, Leamon J, et al. Combinação de PCR altamente multiplexada com sequenciação baseada em semicondutores para genotipagem rápida do cancro. O Jornal de Diagnóstico Molecular. 2013;15(2):171-6.

15. Rede CGAR. Análises genómicas integradas do cancro do ovário. Nature. 2011;474(7353):609-15.

16. Witkiewicz AK, McMillan EA, Balaji U, Baek G, Lin W-C, Mansour J, et al. Whole-exome sequencing of pancreatic cancer defines genetic diversity and therapeutic targets. Nature Communications. 2015;6.

17. Wright GM, Do H, Weiss J, Alam NZ, Rathi V, Walkiewicz M, et al. Mapping of actionable mutations to histological subtype domains in lung adenocarcinoma: implications for precision medicine. Oncotarget. 2014;5(8):2107.

18. Ding L, Getz G, Wheeler DA, Mardis ER, McLellan MD, Cibulskis K, et al. Mutações somáticas afectam as principais vias de sinalização no adenocarcinoma do pulmão. Nature. 2008;455(7216):1069- 75.

19. McCall CM, Mosier S, Thiess M, Debeljak M, Pallavajjala A, Beierl K, et al. Os resultados falso-positivos na sequenciação de nova geração baseada em PCR multiplex têm assinaturas únicas. The Journal of Molecular Diagnostics. 2014;16(5):541-9.

20. Ross MG, Russ C, Costello M, Hollinger A, Lennon NJ, Hegarty R, et al. Caracterização e medição de viés em dados de sequência. Genome Biol. 2013;14(5):R51.

21. Huang Z-H, Hua D, Li L-H, Zhu J-D. Prognostic role of p53 codon 72 polymorphism in patients with gastric cancer treated with adjuvant fluorouracil-based chemotherapy. Journal ofcancer research and clinical oncology. 2008;134(10):1129-34.

22. Zhang Z-W, Newcomb P, Hollowood A, Feakins R, Moorghen M, Storey A, et al. Aumento associado à idade da frequência do códão 72 da arginina p53 no adenocarcinoma gástrico da cárdia e não-cárdia. Clinical Cancer Research. 2003;9(6):2151-6.

23.   Scoccianti C, Vesin A, Martel G, Olivier M, Brambilla E, Timsit J-F, et al. Prognostic value of TP53, KRAS and EGFR mutations in non-small cell lung cancer: the EUELC cohort. European Respiratory Journal. 2012;40(1):177-84.

24.   Taniguchi K, Okami J, Kodama K, Higashiyama M, Kato K. Intratumour heterogeneity of epidermal growth fator recetor mutations in lung cancer and their correlation with response to gefitinib. Cancer Science. 2008;99(5):929-35.

25.   Sukhai MA, Craddock KJ, Thomas M, Hansen AR, Zhang T, Siu L, et al. Um sistema de classificação para a relevância clínica de variantes somáticas identificadas no perfil molecular do cancro. Genética em Medicina. 2015.

26.   Paez JG, Janne PA, Lee JC, Tracy S, Greulich H, Gabriel S, et al. EGFR mutations in lung cancer: correlation with clinical response to gefitinib therapy. Science. 2004;304(5676):1497-500.Lynch TJ, Bell DW, Sordella R, Gurubhagavatula S, Okimoto RA, Brannigan BW, et al. Activating mutations in the epidermal growth fator recetor as a basis for response of non-small cell lung cancer to gefitinib. New England Journal of Medicine. 2004;350(21):2129-39.

27.   Yeh P, Chen H, Andrews J, Naser R, Pao W, Horn L. DNA-Mutation Inventory to Refine and Enhance Cancer Treatment (DIRECT): um catálogo de mutações cancerígenas clinicamente relevantes para permitir uma terapia anticancerígena dirigida pelo genoma. Clinical Cancer Research. 2013;19(7):1894-901.

28.   Marin MC, Jost CA, Brooks LA, Irwin MS, O'Nions J, Tidy JA, et al. Um polimorfismo comum actua como um modificador intragénico do comportamento do p53 mutante. Nature genetics. 2000;25(1):47-54.

29.   Schneider-Stock R, Mawrin C, Motsch C, Boltze C, Peters B, Hartig R, et al. A retenção do alelo da arginina no códão 72 do gene p53 está correlacionada com uma apoptose fraca no cancro da cabeça e do pescoço. The American Journal of Pathology. 2004;164(4):1233-41.

30.   Dahabreh IJ, Linardou H, Bouzika P, Varvarigou V, Murray S. TP53 Arg72Pro polymorphism and colorectal cancer risk: a systematic review and meta-analysis. Cancer Epidemiology Biomarkers & Prevention. 2010;19(7):1840-7.

31.   Dienstmann R, Rodon J, Tabernero J. Biomarker-driven patient selection for early clinical trials. Opinião atual em oncologia. 2013;25(3):305-12.

32.   Van Allen EM, Wagle N, Levy MA. Análise clínica e interpretação dos dados genómicos do cancro. Journal of Clinical Oncology. 2013;31(15):1825-33.

# Índice

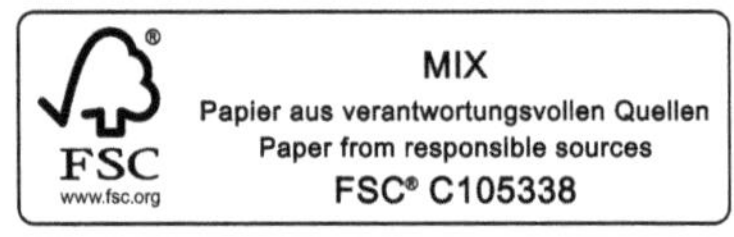

Printed by Books on Demand GmbH, Norderstedt / Germany